Monthly Book

Medical Rehabilitation
編集企画にあたって………

　生まれつきの高次脳機能の問題を神経発達症（発達障害），後天性脳損傷による高次脳機能の問題を高次脳機能障害，アルツハイマー病や脳血管障害などによって高次脳機能が著しく低下し進行性に経過する場合を認知症と呼ぶ．

　少子高齢者化が著しく進んだ我が国においては，この3つの障害は，密接に関連しているように思われる．2008年に東京都が実施した高次脳機能障害の実態調査では，失語，失行，失認，半側空間無視などの古典的高次脳機能障害より，記憶障害，注意障害，遂行機能障害，社会的行動障害などの「新しい高次脳機能障害」の方が圧倒的に頻度の高いことが明らかになった．「新しい高次脳機能障害」の症状は，神経発達症や認知症と症状が極めて似通っている．欧米では，頭部外傷後にADHD（注意欠如多動症）や認知症の診断を下されることも多く，この3つの障害は，時に連続性を持って出現することがあるのかも知れない．幼少期に神経発達症と診断された児が，のちのち交通外傷によって脳外傷を受傷したり生活習慣病の結果として脳血管障害を発症したりして高次脳機能障害となり，高齢になって認知症と診断される可能性が少なからずある．

　高次脳機能障害の診断に至るためには，障害の根拠となる脳の画像所見が必要であるが，機能局在のはっきりしない高次脳機能障害があり，画像所見と症状の乖離がしばしば問題となる．高次脳機能障害は複雑で高次な機能であり，脳全体の広範なネットワークを神経基盤とした全般症状が多く，高次脳機能障害者の社会的な生活能力も全般症状の性質を持つ．高次脳機能障害を考える時には，先天的な高次脳機能の性質と，後天的な高次脳機能の性質の両方を念頭において支援を組み立てる必要があるが，高次脳機能の特性が先天的であるか後天的であるかを区別することは，厳密には困難である．そう考えると，冒頭に述べた神経認知の3つの障害，神経発達症，高次脳機能障害，認知症においても，3者を厳密に区別することも難しいのかも知れないため，当事者と家族，周囲の人々を，包括的，全人的，そして連続的に支援することが求められる．

　本特集では，これら3つの障害の支援や研究に関わっていらっしゃる各分野の専門家に，高次脳機能障害をいかに支援したら良いかのヒントを，様々な側面から解説していただいた．画像診断，急性期からの看護，就労支援，アウェアネス，家族支援，地域での取り組み，ICTの活用，精神科デイケア，医療安全と，その取り組みは多岐にわたる．本書が，新しい時代の高次脳機能障害の支援のあり方を模索するための一助となれば幸いである．

2023年4月
橋本圭司

JN117587

Key Words Index

Writers File

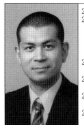

石川　篤
（いしかわ　あつし）

2002 年	法政大学卒業
2005 年	学校法人 敬心学園 日本リハビリテーション専門学校卒業 東京慈恵会医科大学附属第三病院
2008 年	同大学附属病院高次脳機能障害専門外来
2011 年	同大学葛飾医療センター
2014 年	同大学附属第三病院，部門責任者
2017 年	同大学附属病院，主任

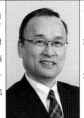

河越眞介
（かわごえ　しんすけ）

1983 年	兵庫県立神戸商科大学経営学部（現兵庫県立大学）卒業 株式会社内田洋行入社
2009 年	株式会社ドクタープラネッツ，室長 一般社団法人神戸健康大学，専務理事
2015 年	株式会社トータルブレインケア，代表取締役

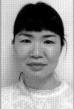

野路井未穂
（のじい　みほ）

2001 年	日本大学文理学部心理学科卒業
2004 年	川村学園女子大学大学院人文科学研究科修士課程修了 東京医科歯科大学難治疾患研究所神経外傷心理部門，心理士
2009 年	横浜市総合リハビリテーションセンター，心理士

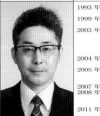

石松一真
（いしまつ　かずま）

1993 年	早稲田大学人間科学部卒業
1999 年	同大学大学院人間科学研究科修了
2003 年	大阪大学大学院人間科学研究科博士後期課程単位取得退学 独立行政法人産業技術総合研究所，特別研究員 博士（人間科学）大阪大学取得
2004 年	東京医科歯科大学難治疾患研究所脳神経病態学研究部門，助手
2005 年	同，助教
2007 年	独立行政法人労働安全衛生総合研究所，任期付研究員
2008 年	
2011 年	滋慶医療科学大学院大学医療管理学研究科医療安全管理学専攻，准教授
2021 年	滋慶医療科学大学大学院医療管理学研究科，教授

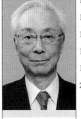

高橋幸男
（たかはし　ゆきお）

1974 年	東北大学医学部卒業 岩手県立南光病院
1983 年	鳥取大学医学部附属病院，助手
1984 年	隠岐広域連合立隠岐病院精神科，医長
1987 年	島根県立湖陵病院，医療局長
1991 年	医療法人エスポアール出雲クリニック，理事長
2013 年	島根大学医学部，臨床教授

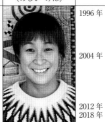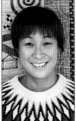

野々垣睦美
（ののがき　むつみ）

1996 年	国立療養所箱根病院附属リハビリテーション学院作業療法学科卒業 神奈川県総合リハビリテーションセンタークラブハウスすてっぷなな，所長 （現特定非営利活動法人高次脳機能障害友の会ナナ クラブハウスすてっぷなな）
2012 年	同，統括所長
2018 年	神奈川県立保健福祉大学大学院修士課程修了

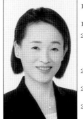

粳間　剛
（うるま　ごう）

2004 年	東京慈恵会医科大学卒業
2010 年	同大学院医学修了 同大学リハビリテーション医学講座，助教
2012 年	神奈川リハビリテーション病院リハビリテーション科第二，医長
2015 年	医療法人社団敬智会 梶原病院内科・リハビリテーション科，部長
2019 年	一般社団法人 iADL，代表理事

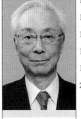

鞆総淳子
（ともふさ　じゅんこ）

1987 年	防衛医科大学高等看護学院卒業 同大学病院中央手術部
1997 年	獨協医科大学越谷病院救命救急センター
2007 年	Alliant International University California School of Professional Psychology 卒業 Master of Arts in Clinical Psychology 取得
2008 年	獨協医科大学越谷病院救命救急センター，主任看護師
2015 年	同大学埼玉医療センター循環器内科，看護師長
2020 年	同大学埼玉医療センター医療安全管理室，医療安全管理者／看護師長
2022 年	同大学埼玉医療センター ICU／HCU，看護師長

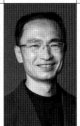

橋本圭司
（はしもと　けいじ）

1998 年	東京慈恵会医科大学卒業
2006 年	東京医科歯科大学難治疾患研究所，准教授
2008 年	東京慈恵会医科大学リハビリテーション医学講座，講師
2009 年	国立成育医療研究センターリハビリテーション科，医長
2016 年	はしもとクリニック経堂，院長
2021 年	医療法人社団圭仁会，理事長 昭和大学医学部リハビリテーション医学講座，准教授

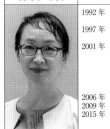

岡村陽子
（おかむら　ようこ）

1992 年	東京女子大学文理学部心理学科卒業
1997 年	東京都リハビリテーション病院，心理職
2001 年	筑波大学大学院心身障害学研究科博士課程修了 千葉県千葉リハビリテーションセンター，心理職
2006 年	専修大学，講師
2009 年	同大学，准教授
2015 年	同大学人間科学部心理学科，教授

Contents

高次脳機能障害と向き合う
―子どもから高齢者まで―

編集企画／昭和大学医学部リハビリテーション医学講座准教授　橋本圭司

Monthly Book

MEDICAL REHABILITATION No. 287/2023.5 目次

編集主幹／宮野佐年　水間正澄

読んでいただきたい文献紹介

　脳卒中患者や脳外傷患者，蘇生後脳症患者などの後天性脳損傷に対するリハビリテーション医療を担当するリハビリテーション医療関係者にとって，同じ神経認知の問題である発達障害（神経発達症）や認知症との違いや連続性について理解することが重要である．患者の神経認知の問題が，元々の特性から来るものなのか，後天性脳損傷によるものなのか，それとも加齢による認知機能の低下によるものなのかの判断を求められることがある．最終的には，そのすべての要因から総合的に判断することになるわけであるが，神経発達症の有無や脳損傷の発症年齢，脳損傷の重症度によって，その後の経過や予後は大きく異なる．

　我が国の大きなトレンドとして，少子高齢化に伴い，高齢出産が増え，早産や低出生体重児が増加し，それらのハイリスク児は神経発達症への移行のリスクが高い．神経発達症のサインと判定法の基本については，拙著[1,2]を参照されたい．

　2025年には高齢者の5人に1人が認知症と言われており，その危険因子や予防方法の理解をしておく必要がある．世界をリードする認知症の専門家からなるランセット委員会が，体系的な文献レビュー，メタ分析，および個々の研究を含む，この分野で最も優れたあらゆるエビデンスについて行った調査分析結果を報告している[3]．

　高次脳機能障害の支援においては，患者や家族会との連携が重要であるが，渡邉が，高次脳機能障害に対するリハビリテーション診療における患者や家族会との連携についてわかりやすく解説している[4]．

　最後に，高次脳機能障害者の自動車運転については，社会からも関心が高い．武原は，回復期リハビリテーション病棟における高次脳機能障害者の自動車運転支援と就労支援についてポイントを解説している[5]．

　高次脳機能障害への支援は，子どもから高齢者まで，包括的・全人的に，そして連続的に支援する新しい時代に入ったと筆者は考えている．

1) 橋本圭司，青木瑛佳：神経発達症/発達障害のサインと判定法，三輪書店，2019.
2) 橋本圭司：神経発達症のサインと判定法．臨床リハ，31：753-758，2022.
3) Dementia prevention, intervention, and care : 2020 report of the Lancet Commission. Published : July 30, 2020. DOI : https://doi.org/10.1016/S0140-6736(20)30367-6
4) 渡邉　修：高次脳機能障害に対するリハビリテーション治療—患者・家族会との連携．*Jpn J Rehabil Med*，58：418-427，2021.
5) 武原　格：回復期リハビリテーション病棟における高次脳機能障害に対するアプローチ—自動車運転と就労支援について．*Jpn J Rehabil Med*，58：510-514，2021.

（橋本圭司）

MB Med Reha **No.287**：1-5, 2023

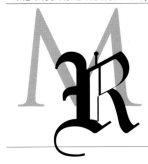

高次脳機能障害を包括的・全人的そして連続的に支援する
―子どもから高齢者まで―

橋本圭司*

Abstract　　生まれつきの認知機能の問題を神経発達症（発達障害），後天性脳損傷（脳血管障害や脳外傷，低酸素脳症など）による認知機能障害を高次脳機能障害，アルツハイマー病や脳血管疾患などにより持続的に認知機能の低下が進行するものを認知症と呼ぶ．我が国では高齢出産が増えており，早産や低出生体重児が増加し，それらのハイリスク児は神経発達症への移行のリスクが高いとされている．また2022年時点の日本の高齢化率は29.1％と過去最多であり，2025年には高齢者の5人に1人が認知症になると言われている．現状，日本では，神経発達症や高次脳機能障害，認知症は，診断される分野や対応している領域がそれぞれ異なっており，ライフステージの途中で支援が途切れることがある．これからの時代は，子どもから高齢者まであらゆる神経認知の問題に対して別々に対応するのではなく，包括的・全人的そして連続的に支援していく必要があると筆者は考えている．

Key words　神経認知障害（neurocognitive disorders），神経発達症（発達障害）（neurodevelopmental disorders），高次脳機能障害（higher brain dysfunction），認知症（neurocognitive disorders）

はじめに

　生まれつきの高次脳機能の問題を神経発達症，後天性脳損傷による高次脳機能の問題を高次脳機能障害，アルツハイマー病や脳血管障害などによって高次脳機能が著しく低下し進行性に経過する場合を認知症と呼ぶ．いずれの診断も神経認知機能の問題であることに違いはないが，それぞれ別の診療科で診断され，別の領域で治療やリハビリテーションをなされることが多い．**図1**に高次脳機能障害の症状と脳の局在について示したが，これらの症状は，神経発達症や認知症の症状と極めて類似している．

　少子高齢化が著しく進んだ我が国においては，この3つの病態は，密接に関連し時に重複しているようにも思われる．本稿では，子どもから高齢者まで，神経認知障害の問題に直面した当事者と家族を支えるために，リハビリテーションに関わる専門職はどのように考え，向き合ったら良いのかについて，筆者の考えを解説する．

ハイリスク児の増加

　生物学的，医学的あるいは社会的要因によって生ずる，急性あるいは慢性的な疾患，成長発達上の障害や遅れなどの予後不良のリスクのある新生児であるハイリスク児[1]が増加している．NICUを退院したハイリスク児は，超早産児や極低出生体重児の他に，先天異常合併の児，仮死出生の児，医療を要したlate-preterm児（在胎週数が34〜36週で出生）やSGA児（small for gestational age の略で在胎期間相当の体格よりかなり小さく生まれた新生児の状態），医療的ケア児や家族問題を抱

* Keiji HASHIMOTO, 〒227-8518　神奈川県横浜市青葉区藤が丘2-1-1　昭和大学医学部リハビリテーション医学講座, 准教授／医療法人社団圭仁会はしもとクリニック経堂, 理事長

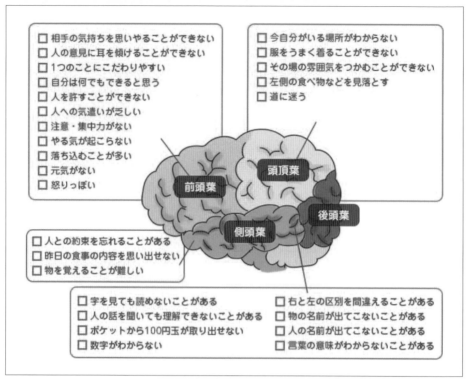

■図 1. 高次脳機能障害の症状と脳の局在
（医療法人社団圭仁会はしもとクリニック経堂 HP より引用）

える児など多様である．発達には多くの側面がある．運動機能，知的能力，視力，聴力などの基本的機能の他に，言語機能，学習機能，コミュニケーション機能，記憶や注意機能，行動や感情の制御機能などの高次機能も含まれる[2]．特に極低出生体重児は，注意欠如多動症（ADHD）や自閉スペクトラム症（ASD）など発達障害が疑われる子ども達の割合も高く，日本においては小学校 3 年生までのフォローアップが行われるようになってきている[3]．フォローアップでは，1 人 1 人に対してこれらの機能の発達を多面的に観察し評価する必要がある．

神経発達症のとらえ方

自閉スペクトラム症などの神経発達症を「疾患」としてではなく「脳機能の多様性」として捉え，治療だけではなく社会的少数者としての「合理的配慮」あるいは「多様な人々にとって過ごしやすい社会の実現」を求める動きは，近年勢いを増している[4]．これに伴い，自閉症などの神経発達症を対象とした基礎研究においても，「障害」や「治療」のみに焦点を当てた研究から，当事者の強み・弱みを価値判断なしに同定し，個人の脳機能の特徴にあった，生活の質を高める方略につながるような研究が求められている．

小児の高次脳機能障害の原因は，急性脳症，頭部外傷，低酸素脳症，脳血管障害，脳腫瘍など多岐にわたり，生まれつきの発達障害を合併した場合，どこまでが発達障害でどこからが高次脳機能障害なのかの区別は難しい．

では，高次脳機能障害と発達障害の違いは何であろうか．「高次脳機能障害診断基準」においては，高次脳機能障害は，脳損傷に起因する認知障害全般を指し，この中にはいわゆる巣症状としての失語・失行・失認のほか，記憶障害，注意障害，遂行機能障害，社会的行動障害などが含まれている．一方で，先天性疾患，周産期による脳損傷，発達障害，進行性疾患を原因とするものは除外されている．

他方，『発達障害者支援法』によると，「発達障害

表 1. 3つの障害の特徴

	神経発達症（発達障害）	高次脳機能障害	認知症
原因	生まれつきの高次脳機能の障害（ASD，ADHD，SLD*など）	後天性の高次脳機能の障害（脳血管障害，脳外傷，低酸素脳症など）	進行性の高次脳機能の障害（アルツハイマー病，脳血管障害など）
回復過程	発達に伴い症状が変化し，適応行動が増える	脳の可塑性があるために症状が改善する	時間とともに症状が進行する
遺伝など	児の特徴が，親に似た傾向を持つことが多い	児の障害が親に似るわけではない	遺伝，頭部外傷，糖尿病，高血圧，慢性腎疾患，高脂血症，肥満，うつ，…
対応法の基本	ハビリテーション	リハビリテーション	予防

神経発達症
neurodevelopmental disorders

神経認知障害
neurocognitive disorders

*SLD（限局性学習症）

とは，自閉症，アスペルガー症候群その他の広汎性発達障害，学習障害，注意欠陥多動性障害その他これに類する脳機能の障害であってその症状が通常低年齢において発現するもの」と定義されている．そして，てんかんなどの中枢神経系の疾患，脳外傷や脳血管障害の後遺症が，上記の障害を伴う場合においても法の対象としている．つまり，法制度的には，小児の高次脳機能障害は発達障害の中に含まれているが，高次脳機能障害の診断基準からは発達障害は除外されている，という紛らわしい実情がある[5]．

神経認知障害による家族の負担感

相良らによる知的障害を伴う自閉スペクトラム症児の母親20人の半構造化面接による分析[6]では，困り感のほとんどが，子どもの問題行動の出現やその対応の難しさだった．また本田らの調査[7]では，自閉症を中心とした限定した発達障害者の親の負担感は，統合失調症や高次脳機能障害等の精神障害者などを介護している家族の負担感とほぼ同様の結果であった．

他方，厚生労働省による認知症施策推進総合戦略（新オレンジプラン）では，認知症の人の介護者への支援を行うことが認知症の人の生活の質の改善にもつながるという観点に立って，特に在宅においては認知症の人の家族など，介護者を支援す

る取り組みを推進している[8]．

渡邉は，日本高次脳機能障害友の会をはじめとする患者家族会に向けて，高次脳機能障害を有する約1,000人の患者の介護負担感に関する調査を行った．その結果，介護負担感と，患者の感情コントロールの障害，遂行機能障害，発動性低下，対人関係の障害，病識の低下に，各々正の相関が認められ，介護者の40%にうつ傾向が生じていること，介護負担感は，患者の外出頻度が増すほど，また就労形態が一般就労に近づくほど軽減すると報告している[9]．高次脳機能障害が重度であるほど，医療専門職は，高次脳機能障害を介護する家族に対しても生涯にわたる心理的サポートが求められる．

3つの障害の特徴

表1に3つの障害の特徴について示した．神経認知機能の問題が18歳未満で起きた場合，神経発達症と診断され，18歳以上で起きた場合，神経認知障害として扱われる．

見た目上では，神経発達症と高次脳機能障害の区別は難しく，小児の高次脳機能障害は，神経発達症と同様に「外見上わかりにくい」「境界がわかりにくい」「変化する可能性がある」などの特徴がある．したがって，神経発達症の中に相当数の高次脳機能障害が埋もれている可能性がある．たっ

た1つ，両者の違いを論ずるならば，児の高次脳機能の問題が，生まれつきのものか，なんらかの外傷や疾患など後天的な原因からきているものかということになる．結果として，高次脳機能障害児の場合，親や周囲の人々が，病前のイメージを捨てきれず，支援者が思い描いている機能への復活や回復を望み過ぎてしまうことがある．一方で，神経発達症児の場合，周囲の人々も「病前のイメージ」というものが存在しないため，そのようなこだわりが比較的少ないように思われる[5]．

日本では高齢化が進み，2022年時点で，65歳以上の人口は3,627万人，総人口に占める割合（高齢化率）は29.1％と，実数でも割合でも，過去最高と報告されている（総務省統計局2022年）．さらに，75歳以上の割合は15.5％，80歳以上に絞っても9.9％となっている．国立社会保障・人口問題研究所の推計によると，この割合は上昇を続けており，2040年には，65歳以上の人口が35.3％になると見込まれている．さて，超高齢社会で，考えなければならないのは，加齢に伴う心身の衰えをどう支えるかということである．介護という視点で見ると，要介護者のうち，介護が必要になった主因の1位は認知症（18.7％），続いて脳血管障害（15.1％），高齢による衰弱（13.8％），骨折・転倒（12.5％）と報告されている（内閣府2018年）．このことは，高齢者の「認知機能」の低下が，介護の面でもきわめて重要であることを示唆している．加齢により認知機能は低下する．しかし，縦断的研究，教育歴などの補正を行うと，直線的に低下するわけではなく，緩やかに低下し，ピークが60歳代にある機能もある．また個人差も大きい．さらに，加齢に伴って神経細胞は減少するが，すべての細胞が減少するわけではない．我々は，「加齢」＝「認知機能低下」と即断するのではなく，高齢者でも，認知機能低下/障害に対して，代償的な活動や新たな神経ネットワークが作られる可能性があり，若年者とは異なる「年齢」による特性という視点を組み込んだ新しいアプローチを試みる価値がある[10]．

いずれにせよここで重要なのは，幼少期に神経発達症と診断された児が，のちのち交通外傷による脳外傷を受傷したり脳血管障害を発症したりして高次脳機能障害となり，高齢になって認知症と診断される可能性が少なからずあるという事実である．

治療と支援の実際

診断そのものは，医師のみが行うものであるが，支援に際して，診断書や意見書の作成にあたって診断名が必要となる．しかし，神経発達症，高次脳機能障害，認知症のいずれの場合も，実際の支援にあたって必要になるのは，診断名ではなく，個々の持つ特性である．本人自身が気づかなかった，それまでの持続的な行動上の，認知上の特徴を指摘されることは，それまで健康であった人が，予期せぬ何かの病気に罹ってしまったような病名告知をされるより受容しやすいように思える[11]が，時と場合によっては当事者と周囲がその事実に気づいているだけ良いこともあるかも知れない．

ADHDに対しては薬物療法が可能となっている．ASDでは，感情が高ぶりやすい，かんしゃくを起こす，といった易刺激性の問題に対して，少量の非定型抗精神病薬の投与を行うことがある．また，Alzheimer型認知症治療薬としてコリンエステラーゼ阻害薬，NMDA受容体拮抗薬などがあり，認知症の行動・心理症状（BPSD）には抗精神病薬，抗うつ薬，ベンゾジアゼピン系抗不安薬，睡眠導入剤を投与することがある．

そして，あくまでも必要に応じてではあるが，精神障害者保健福祉手帳を取得する．就労が見込まれる場合は，障害者職業センターや就労移行支援事業所などにおける評価やサポートを依頼する．大学生の場合，学生相談室経由で講義の録音や代筆の許可を得るなどの工夫もある．就労して自立できる収入が得られない場合は，障害年金の受給や就労継続支援B型，必要であれば生活保護，高齢者の場合は介護保険の申請なども選択肢となる．

表 2. 包括的リハビリテーションに求められること

① リハビリテーションについて明確な方針をもつこと
② 家族と環境への対応を工夫すること
③ 長期間寄り添う態勢を整えること
④ 市民への啓発と地域での居場所づくりをすること
⑤ 社会環境の変化に対応しながら個別支援を的確に行えるシステムを作ること
⑥ 地域に高次脳機能障害者支援を行える人材や利用できるサービスを増やすこと
⑦ 当事者とともに生活する人々が地域の専門職と一緒に問題を共通に理解し，科学的・民主的に解決方法を考えること

（大橋正洋：高次脳機能障害者支援―その始まりを知って考えたこと．第 13・14
回奈良高次脳機能障害リハビリテーション講習会報告書，2015 より）

おわりに

　神経認知障害に対する包括的リハビリテーションに求められる 7 つのことについて，高次脳機能障害を例に**表 2** に示した．神経認知障害の支援に関わる専門職は，当事者や家族を包括的・全人的そして連続的に支える視点を忘れてはならない．神経認知障害の支援に際しては，医療や福祉，教育や就労のチームの一員として，そこで働く人たちがともに協力しあう文化を醸成し推進することを各々が心がける必要がある．

文　献

1) 笛木　昇：ハイリスク新生児の長期フォローアップ．総合リハ，48：1061-1066，2020.
2) 河野由美：NICU 退院児のフォローアップ：発達のフォローアップ．日新生児成育医会誌，34：2-7，2022.
3) 永田雅子：ハイリスク児の精神発達に関する長期追跡．精神科治療，31：901-906，2016.
4) 千住　淳：脳機能の多様性：発達障がいの認知神経科学を取り巻く倫理的・社会的問題．子どものこころ脳の発達，13：11-17，2022.
5) 橋本圭司：小児リハビリテーション―その歴史と各疾患への対応　高次脳機能障害のリハビリテーション．*Jpn J Rehabil Med*，53：370-373，2016.
　Summary　小児の高次脳機能障害と発達障害（神経発達症）の違い，リハビリテーションプログラムの構築方法などについて論じている．
6) 相良由美子，上原　徹：自閉スペクトラム症児をケアする母親の保健福祉的支援ニーズに関する質的分析．小児保健研，79：157-163，2020.
7) 本田浩子，斉藤恵美子：発達障害者の親の負担感に関連する要因の検討．日公衛誌，63：252-259，2016.
8) 今村陽子：初期認知症の人の家族に対する支援の重要性　家族の心理からの考察．日認知症ケア会誌，19：358-363，2020.
9) 渡邉　修：高次脳機能障害に対するリハビリテーション治療―患者・家族会との連携―．*Jpn J Rehabil Med*，58：418-427，2021.
　Summary　高次脳機能障害に対するリハビリテーション治療の実際と，就労支援や自動車運転支援などについて，わかりやすく解説している．
10) 大槻美佳：加齢と高次脳機能．高次脳機能研，42：258-263，2022.
11) 橋本大彦：成人期の支援．宮尾益知ほか編，発達障害のリハビリテーション：多職種アプローチの実際，68-79，医学書院，2017.

病院と在宅をつなぐ
脳神経内科の摂食嚥下障害
―病態理解と専門職の視点―

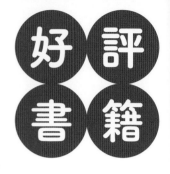

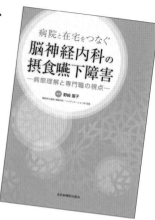

好評書籍

編著 野﨑 園子

関西労災病院 神経内科・リハビリテーション科 部長

2018年10月発行 B5判 156頁
定価4,950円(本体4,500円＋税)

「疾患ごとのわかりやすい病態解説＋13の専門職の視点からの解説」

在宅医療における脳神経内科の患者の摂食嚥下障害への介入が丸わかり！さらに、Q&A
形式でより具体的な介入のコツとワザを解説しました。在宅医療に携わるすべての方に
お役立ていただける一冊です！

Contents

全日本病院出版会
〒113-0033 東京都文京区本郷 3-16-4 Tel:03-5689-5989
www.zenniti.com
Fax:03-5689-8030

MB Med Reha **No.287**：**7-12**, 2023

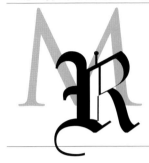

特集／高次脳機能障害と向き合う─子どもから高齢者まで─

画像診断と高次脳機能障害

梗間　剛*

Abstract　複雑で高次な機能ほど脳全体の広範なネットワークを神経基盤としている．社会生活能力など，高度な能力になればなるほど，病変部位と症状の相関は希薄になり，部位よりも破壊された脳の量が重要になってくる（量の原理）．このような高度な機能の障害を脳画像評価する場合は，病変の場所だけでなく「病変の量」にも注目する必要がある．多くの高次脳機能障害にはこの原理が当てはまり，注意障害・記憶障害・遂行機能障害・社会的行動障害や，知能指数（IQ）の低下，注意資源減少（情報処理速度の低下，精神作業容量の低下，易疲労性）などで当てはまりが良い．また，機能障害レベルより高次元の，社会的な生活・労務能力レベルの問題も同様に，病変量と機能予後の関連が深い．一方で，病変量に注目した脳画像評価の解説は少ない．そこで本稿では，病変量の評価を中心に解説した．

Key words　脳画像（brain imaging），画像診断（diagnostic imaging），高次脳機能障害（neuropsychological impairments）

病変の場所を見るのか，量を見るのか[1)2)]

　脳画像で高次脳機能障害を評価するうえでまず注意すべきことは，「病変の場所を見るべき障害」なのか，「病変の量を見るべき障害」なのか，区別して考えることである．前者は神経学的脱落症状（以下，巣症状）に，後者は全般症状にあたる．

　巣症状では，脳の局所の損傷によって，その領域に対応した障害が出現する．機能解剖との対応が良く，病変の場所と症状の対応（機能局在）がはっきりしている．高次脳機能障害における巣症状には，失語・失行・失認といったいわゆる古典的な高次脳機能障害があたる．巣症状のうち，特に病変と機能の対応が特異的なものは要素症状などとも称される（中心前回下部の運動野口腔顔面領域損傷によるアナルトリー，縁上回損傷による音韻性錯語など）．これら巣症状を脳画像で評価

しようとする場合は，もっぱら「病変の場所」に注目するべきである．

　これに対して，機能局在がはっきりしない高次脳機能障害があり，全般症状と呼ばれる．高次脳機能障害における全般症状の例を挙げると，注意障害・記憶障害・遂行機能障害・社会的行動障害などのいわゆる"新しい診断基準による高次脳機能障害"や，知能指数（IQ）の低下，注意資源の減少（情報処理速度の低下，精神作業容量の低下，易疲労性）などがある．また，機能障害レベルより高次元の，社会的な生活・労務能力レベルの問題も全般症状と考えてよい．

　複雑で高次な機能ほど脳全体の広範なネットワークを神経基盤としている．社会生活能力など，高度な能力になればなるほど，病変部位と症状の相関は希薄になり，部位よりも破壊された脳の量が重要になってくる（量の原理）．これに当て

＊ Go URUMA，〒 235-0021 神奈川県横浜市磯子区岡村 4-12-1　一般社団法人 iADL，代表理事

はまるのが全般症状であり，病変の場所よりも「病変の量」に注目して画像評価する必要がある．

まとめると，評価しようとする高次脳機能障害が巣症状であれば病変の場所に注目し，全般症状であれば病変の量に注目して，脳画像を評価するのが良い．前者の脳画像評価は多くの成書で解説されているが，病変量が言及されていることは少ないと思う．しかし，リハビリテーションにおいて注目される社会的な生活・労務能力も全般症状の性質を持つ．いわゆる社会的な予後を予測しようとするのであれば，病変量の評価は必須である．そこで本稿では，病変量の評価を中心に解説する．

脳画像評価における巣症状と全般症状の違い[1]

この項では，脳画像評価における巣症状と全般症状の違いについて解説する．**図1**では，巣症状と全般症状それぞれの代表例として，脳卒中後失語の例（**図1-a**）と，脳外傷後知能低下の例（**図1-b**）を示してある．前者は，標準失語症検査（SLTA）「聞く」の成績低下と局所循環代謝異常が相関する領域を示し，後者は，Wechsler adult intelligence scale-third edition（WAIS-Ⅲ）「動作性 IQ（PIQ）」の成績低下と脳萎縮が相関する領域を示している．いずれの図においても，相関する領域は墨色で表示され，相関が強いほど濃くなっている．

まず，**図1-a，b**に1つずつある3D脳図に注目してほしい（**図1-a-④，b-⑧**）．失語では左側頭葉において，知能低下では深部白質において，脳損傷の程度と障害の重症度が相関する領域がある．これら領域が，各々の障害の原因となっている責任病変である．

ついで，3D脳図にそれぞれ3つずつ付された図を見てほしい（**図1-a-①～③，b-⑤～⑦**）．これらはオサグナルイメージと呼ばれ，平たく言えば，「もし脳が透明だったとしたら，それぞれの神経心理検査の成績と相関する領域はどのように見えるのか？」を表現した図である．**図1**の例では，脳が透明だったら，脳の「右から」「後ろから」「上から」の3方向から見て，相関する領域はこのように見えることを意味している．

このオサグナルイメージで，もう一度，脳卒中後の失語例と，脳外傷後の知能低下例を見比べる．SLTA「聞く」と相関する領域は「狭い範囲に濃く」見える．一方で，PIQ と相関する領域は「広い範囲に薄く」見える．こうして比べると，『（聞く能力"だけ"のように）限定された能力は脳の一部"だけ"が強く関わっているが，（PIQ のような）複合的な能力は脳の広い領域が弱く関わっている』ということがわかりやすい．こういった例はまさしく量の原理の通りである．

巣症状と全般症状の責任病変はこのように機能局在の程度と分布が異なっているので，巣症状は「病変の"場所"を見るべき（∵特定の領域"だけ"が強く関わるから）」で，全般症状は「病変の"量"を見るべき（∵広い領域が少しずつ関わるから）」なのである．

病変量の評価

1．病変量の定量による予後予測

全般症状は脳実質全体の容積とも相関を示す[1][2]．病変の量が増えればその分正常な部分の脳容積は減る（萎縮する）ため，脳容積を定量することは脳全体における病変量を評価するのと同義と考えて良い[1][2]．

例えば，脳外傷では，「① 全脳容積（脳実質全体の容積）」「② 脳脊髄液量（頭蓋内における脳実質以外の容積）」「③ 側脳室容積（脳脊髄液量の一部）」のいずれも，PIQ の成績と相関（逆相関）する[1][3]．**図1**の脳外傷例29例では，PIQ と脳容積の相関は，全脳容積で0.68，脳脊髄液量で−0.68，側脳室容積で−0.43だった（数字は年齢と全頭蓋容積で補正した偏相関係数）[1]．側脳室容積の拡大は，慢性期の社会適応能との高い相関も示されている[4][5]．また，脳循環・代謝による評価でも，病変量が多くなるほど社会的な予後が悪くなることが報告されている[2][6][7]．このように，病変量を定量評価することは社会生活能力の予後予測に有用

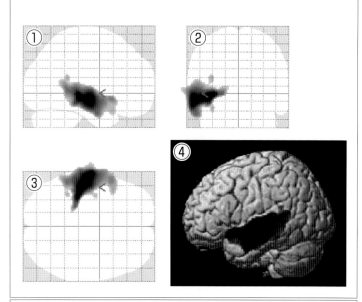

a：標準失語症検査「聞く」の成績と局所脳循環代謝の相関

① ② ③ ④

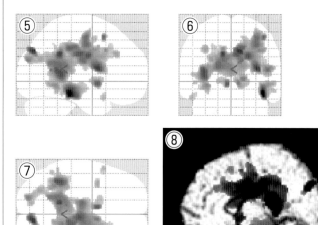

b：WAIS-Ⅲ「PIQ」の成績と白質容積の相関

⑤ ⑥ ⑦ ⑧

図 1.
脳画像評価における巣症状と全般症状の違い
　　a：標準失語症検査「聞く」の成績と局所脳循
　　　環代謝の相関（①～③：オサグナルイメー
　　　ジ，④：3D 脳図）
　　年齢不相応な白質病変のない脳卒中後失語
　　症18例において，標準失語症検査「聞く」の成
　　績と，安静時の局所脳循環代謝が相関する領
　　域を示している（SPM 12, uncorrected p＜
　　0.001）．上～中側頭回の<u>限局した領域</u>に"強
　　い"相関を認める．
　　b：WAIS-Ⅲ「PIQ」の成績と白質容積の相
　　　関（⑤～⑦：オサグナルイメージ，⑧：3D
　　　脳図）
　　挫傷や血腫などの局所病変のないびまん性
　　軸索損傷29例において，WAIS-Ⅲ「PIQ」の
　　成績と，白質容積が相関する領域を示してい
　　る（SPM 12, uncorrected p＜0.001）．深部白
　　質の<u>広汎な領域</u>に"弱い"相関を認める．
　　　　　　　　（文献1より改変して引用）

と考えられる．
　2．病変量の定性（目視）による予後予測
　**1）どの程度脳萎縮があればどの程度の予後に
　　なるのか**[1]
　　病変量の測定は社会生活能力を含めた全般症状

の予後予測において有用と考えられるが，多くの
臨床家にとってその定量値を手に入れることは容
易ではない．実臨床における病変量の評価は，定
性的な，目視による評価に頼らざるを得ない．ど
の程度の脳萎縮があればどの程度の予後になるの

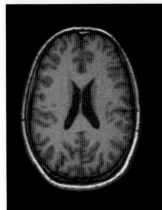 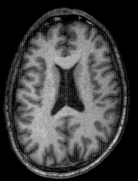 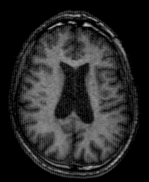 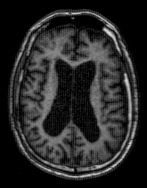

a: PIQ99
元職復帰（注意
資源減少は後遺）

b: PIQ83
失職後に軽易な
作業へ新規就労

c: PIQ72
失職後に福祉
就労（作業所）

d: PIQ48
在宅介護を
要している

図 2. 受傷時より側脳室が拡大した脳外傷例の慢性期 MRI，T1 強調画像（いずれも 30 代）

（文献 1 より改変して引用）

か，目視による脳画像評価でわかるだろうか？
図 2 を見てみよう．

　図 2 はいずれも 30 代の脳外傷例の慢性期 MRI
画像である．並べて見れば，脳画像に不慣れで
あっても，PIQ・予後が悪くなるほど，側脳室が
拡大しているのが見て取れると思う．では，それ
ぞれの症例の脳画像を 1 枚だけ見て，萎縮を評価
し予後が予測できるだろうか？　途端に判断が難
しくなったはずだ．

　実は，PIQ99 の症例（図 2-a）と PIQ83 の症例（図
2-b）の側脳室サイズは正常範囲内である．この 2
例は受傷時の脳画像と比較しなければ側脳室拡大
を指摘できない．

　見比べるまでもなく側脳室拡大が指摘できるの
は PIQ72 の症例（図 2-c）からである（この症例の
側脳室サイズは定量すると同年代平均の 2 倍程度
あり，脳梁膨大部も萎縮している）．脳溝・脳室の
拡大が目視で明確かどうかは，就労可能性の 1 つ
の目安になる．この症例も福祉就労レベルの予後
であった．

　PIQ48 の症例（図 2-d）の側脳室サイズは 80 代の
健常者と比較してもなお大きい．脳溝も全体的に
拡大している．これほどの萎縮をきたすほどの病
変量では就労はまず不可能で，身の回りのことの
介護も必要になるケースが増えてくる．

　こういった判断をできるようになるのは一朝一
夕ではない．少なくとも，萎縮を評価するには各
年代の正常脳画像が頭に入っている必要がある．
しかし，そうであっても，PIQ99 と PIQ83 の症例
（図 2-a，b）のようなケースは評価できない．むし
ろ慣れた人ほど，正常と判断してしまうだろう．
では，どうすればよいであろうか？

2）発症時・受傷時の脳画像と見比べる[1)2)]

　脳萎縮で病変量を評価する場合，最も不可欠な
プロセスは，発症時（受傷時）の脳画像と見比べる
ことである．脳損傷後に起こる脳萎縮にはタイム
ラグがあり，発症（受傷）直後の脳画像であれば脳
萎縮は起こっていない．そのため，発症時・受傷
時の脳画像を比較対照として使うことができる．
この方法なら，初学者でも萎縮を簡単に評価でき
る．見落としも減る．

　脳外傷の場合，受傷後に脳萎縮が急激に進行
し，3 か月程度で進行が停止する．「進行」という
言葉を聞くと，まるで脳損傷が増えていっている
ように感じるかもしれないが，前述のタイムラグ
による見かけ上のものである．萎縮が完成した脳
画像を，受傷直後の脳画像と見比べることで，そ
の症例の脳損傷の量を推測することができる（同
様の手法は，脳外傷に限らず，脳卒中や低酸素脳
症などの後天性脳損傷に対しても用いられる）．

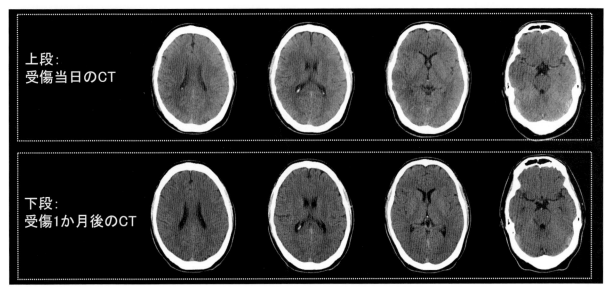

図 3. びまん性軸索損傷例の CT（受傷当日と 1 か月後の比較）

（文献 2 より改変して引用）

　この手法なら，慢性期の脳画像を見ただけではわからないような脳萎縮であっても簡単に検出することができる．**図 3** の脳外傷例は 20 代男性で，挫傷や血腫のような局所脳損傷がないびまん性軸索損傷の CT であるが，受傷 1 か月後の CT を見ただけで脳萎縮を指摘することは不可能である（脳溝・脳室のサイズともに正常範囲で，拡大どころかむしろ小さい方である）．一方で，受傷日の CT と比較すると，脳室・脳溝が拡大したことが一目瞭然であろう．

　この症例は，受傷後 1 か月時点で mini mental state examination（MMSE）26/30 と成績低下を示し，何をするにも遅く，量がこなせず，非常に疲れやすかった．この症状はそれぞれ，情報処理速度の低下，精神作業容量の低下，易疲労性に該当し，いずれも注意資源減少の典型的な症状である[8]．しかし，受傷 1 か月後の CT を見ただけではその原因（病変）がわからなかったであろう．この程度の萎縮であっても，注意資源減少は必発であり，気をつけねばならない．

3）画像診断を社会復帰支援につなげる[1)2)]

　図 3 の症例は最終的に元職復帰した．20 代健常者と比べても遜色ない脳容積を持つこの症例の予後としては妥当と言える．しかしこういった例であっても，復職のサポートは必須である．特に，

周囲の理解を進めることが重要である．この症例も，最終的な社会適応能は高かったのだが，受傷直後はぼーっとした様子が非常に強く，「復帰は難しいのではないか？」と雇用者が懸念し，回復を待たれることなく元職のポストを失いそうになっていた．幸い，元職復帰できる可能性が高いことを早期から職場に伝えることで失職を回避できたが，画像診断ができていなかったらどうなっていたであろうか．

　脳画像の良いところは，こういった社会復帰支援において，先回りの介入ができることだ．これは，脳画像上の萎縮の完成時期と，高次脳機能障害の症状固定時期との間の大きなタイムラグを利用している．慢性期の予後と相関する画像結果は発症・受傷から数か月程度で得られるので，予後予測に有用なのである．

　図 3 の例は復職開始前に障害が過大評価されていたパターンだったが，これとは逆に，過小評価されることもよくある．**図 2-a** のケースがそれにあたり，職場復帰するまで，注意資源減少が生活場面では目立たなかった．そのため，脳画像で予後予測をし，先回りして環境調整を行って復職している．

　入院生活や家庭生活などの認知的負荷が低い場面では，注意資源減少は症状がマスクされること

も多い．そういったケースでも，受傷時（発症時）と比較して脳萎縮があるのであれば，社会生活場面では，仕事が遅くなる・量がこなせなくなる・疲れやすくなる…といった形で注意資源減少が悪影響を残すことが多い．よって，復職支援ではその可能性を念頭に置き，少しずつ仕事量・時間を増やすかたちで復職を進める．そうすることで，その人がこなせる仕事の量や働ける時間がわかり，必要な環境支援につながる．こういったプロセスを進めるには，“事前に”，職場の理解と協力を得ておくことが必要だ．その説明の際に，脳画像の説得力は絶大である．

その反面，適切な画像診断とそれによる環境調整がなされないと，**図 2-a・図 3**の症例のようなパターンは，非常に失職しやすい．特に，起こり得る問題に関して事前に周知がなされていないと，精神的な問題と言われてしまうことにもつながり得る．一度誤解されると挽回が非常に大変である（**図 2-b**のケースがまさにそうだった．このケースを筆者が診たのは受傷数年してからで，立て直しに苦労した）．こういった問題は，脳画像を正しく評価していれば事前に防げるトラブルであるにもかかわらず，非常に多く発生しているため，心に留め置いてほしい．

終わりに

高次脳機能障害はその名前から言っても，基本的に複雑で高次な機能であり，脳全体の広範なネットワークを神経基盤とした全般症状が多いのだが，巣症状と同じように，病変の場所だけに注目して脳画像を見ようとする人が非常に多く存在するように感じている．

機能解剖に則って病変の場所に注目し，脳画像を見る方法は多くの成書で解説がなされているが，その方法で評価できる高次脳機能障害は巣症状であり，基本的に失語・失行・失認だけである．

リハビリテーションにおいて注目される社会的生活能力も全般症状の性質を持つ．いわゆる社会

的な予後を予測しようとするのであれば，病変量の評価は必須である．本稿では病変量の評価を中心に解説したが，ここに書いた知識だけでは到底不十分である．同様の解説を行っている成書は少ないため，参考文献リストが役に立つと思われる．

文 献

1) 粳間　剛，仙道ますみ：コメディカルのための脳画像診断養成講座．三輪書店，2016.
   Summary 拙著を紹介して恐縮だが，病変量の脳画像評価に特化した唯一無二の書籍である．
2) 粳間　剛：国家試験にも臨床にも役立つ！　リハビリ PT・OT・ST・Dr. のための脳画像の新しい勉強本．三輪書店，2019.
   Summary こちらも拙著で恐縮だが，巣症状・全般症状を区別して脳画像を解説している数少ない書籍である．
3) Blatter DD, et al：MR-based brain and cerebrospinal fluid measurement after traumatic brain injury：correlation with neuropsychological outcome. *AJNR Am J Neuroradiol*, 18：1-10, 1997.
4) 益澤秀明ほか：びまん性軸索損傷後遺症における全般性脳室拡大の意義．脳外，24：227-233, 1996.
5) 益澤秀明：びまん性軸索損傷と脳外傷による高次脳機能障害の特徴．高次脳機能研，35：265-270, 2015.
   Summary 脳萎縮によって脳外傷後の社会的予後を予測する方法について詳述している．
6) Nakayama N, et al：Relationship between regional cerebral metabolism and consciousness disturbance in traumatic diffuse brain injury without large focal lesions：an FDG-PET study with statistical parametric mapping analysis. *J Neurol Neurosurg Psychiatry*, 77：856-862, 2006.
7) Uruma G, et al：A new method for evaluation of mild traumatic brain injury with neuropsychological impairment using statistical imaging analysis for Tc-ECD SPECT. *Ann Nucl Med*, 27：187-202, 2013.
8) 粳間　剛，仙道ますみ：高次脳機能障害・発達障害・認知症のための邪道な地域支援養成講座 実戦編．三輪書店，2020.

MB Med Reha **No.287**：13-18, 2023

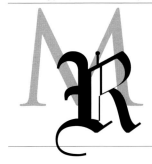

特集／高次脳機能障害と向き合う―子どもから高齢者まで―

高次脳機能に問題を抱えた患者に対する看護におけるポイント，臨床場面での向き合い方，急性期病院における関わり

鞆総淳子*

Abstract 近年，高次脳機能障害を既往に持つ患者が加療目的で急性期病院に入院されるケースが増加し，主疾患の加療だけに言及するのではなく，既往や社会的背景を考慮し患者・家族の意思を尊重した全人的なケアと意思決定支援が求められている．急性期，回復期それぞれの病期に応じた対応が不可欠ではあるが，入院から退院まで切れ目のない医療介入により，患者・家族それぞれが抱える問題解決に向けたアプローチを継続できる．
病識の欠如，理解力の低下などから不穏・せん妄症状をきたすことも多いが，入院早期から病態に応じたリハビリテーションを進め，ガイドラインに基づいた不穏・せん妄管理を行うことにより，重症管理期間の短縮と早期離床に向けたリハビリテーション効果を期待できる．集中治療室における不穏・せん妄管理と看護師の役割も合わせて紹介したい．

Key words 意思決定支援（advance care planning；ACP），せん妄評価ツール（the confusion assessment method；CAM），早期離床・リハビリテーション（early mobilization・early rehabilitation）

高次脳機能障害を既往に持つ患者の入院加療が近年増加し，主病変の治療とともに，高次脳機能障害の症状である，記憶障害，注意障害，遂行機能障害，社会的行動障害，感情障害，性格変化などの認知機能障害や精神機能障害に対する個別対応が不可欠となっている．入院に伴う環境変化に対応するために家族の協力は不可欠であるが，コロナ感染予防のため面会制限が強化され，家族の付き添いは著しく制限されている現状がある．このような環境下において，早期退院を目指し，患者の入院生活をサポートしながら治療がスムーズに行われるよう療養環境を整えていくことが看護師に求められる役割である．

病期別対応

病期により治療のゴールは異なり，対応スタッフの役割も変化する．急性期は全身管理とセルフケアの自立を目指し，回復期は最大限の機能回復と早期社会復帰を目指すこととなる．医療チームによる専門性を活かした介入を効果的に行うため，医師，看護師，理学療法士，作業療法士，言語聴覚士，薬剤師，臨床工学技士，ソーシャルワーカーなどで構成された多職種ミーティングを定期的に実施する必要がある[1]．

看護師は，患者に対するケアとともに，患者を支える家族に対するケアも同時に行う必要がある．

1．急性期：セルフケアの自立

意識障害，頭部外傷患者は，受傷機転から生命維持に重篤な状態を呈するケースが多く，救命センターや ICU，SCU において，呼吸・循環を主体とした全身管理が重点的に行われる．

急性期病院の ICU には，高次脳機能障害を既往に持つ手術患者が転入するケースも増えている．ICU では手術後人工呼吸器を離脱できずに入室さ

---

* Junko TOMOFUSA，〒343-8555 埼玉県越谷市南越谷 2-1-50 獨協医科大学埼玉医療センター ICU/HCU，看護師長

れるケースが多く，患者は覚醒時に咽頭の違和感と声が出ないことに不安を感じる．事前に繰り返し説明は受けていても，状況が認識できない患者もいる．気管内チューブが挿入され人工呼吸器が作動しているため，安全管理上抑制を強いられている．

1）患者に対するケア

看護師は，治療・処置対応を主体とした診療の補助と，栄養・清潔援助を主体とした療養上の世話を担っているが，患者のリアリティオリエンテーションをつけることも重要な役割の1つである．日時がわかるように時計やカレンダーの設置，照明の照度変化により昼夜の区別をつけるなどの環境配慮を行う．

急性期には血圧の変化に注意し，心電図モニター監視下でリスク管理をしながら，症状の変化を観察し，急変時には速やかな対応ができるよう準備をしている．

患者ケア時には，まず初めに意識状態の確認を行う．ICUでは confusion assessment method for the intensive care unit（CAM-ICU）評価を実施しているが，一般病棟では Japan Coma Scale（JCS）や Glasgow Coma Scale（GCS）を使用し意識レベルを評価する．次に，認知機能評価を行い，患者の疑問に対して，患者の能力に応じ理解できるような情報を提供し，混乱した精神状態の安寧に努める必要がある．

既往に高次脳機能障害を有する場合には，入院前の認知・行動状況の情報を確認し，患者の状況に合わせた対応が必要となる．

また，脳損傷による障害は回復に時間を要することが多く，どこまで回復するのか，どのように生活したら良いのかなど，患者の不安が強く，患者自身に起こっていることを理解して受け止められるよう繰り返し説明が必要である．病状により，自分自身に起こっている障害を自覚できないことが多く，回復に伴い徐々に理解していくケースもある．患者の理解力と障害に対する受け止め方に配慮した介入が必要となる．

2）患者を支える家族に対するケア

家族への支援・対応は，患者家族の状況を確認しつつ，予想される経過や予後に関する情報を患者を支える家族などへ提供し，患者の状態を理解していただく必要がある．

発症前の患者自身の意思を確認し，医療ケアチームと話し合い，治療介入の可否や治療内容を選択する機会を作る必要がある．

患者自身に意思決定能力が不十分な場合は，家族が代理意思決定者となるため，患者を支える家族に対する看護師の支援も必要となる．家族も患者と同様に今後の生活に不安を抱いているため，生活場面で生じている問題を明確化し，家族・支援者とともに解決案を検討することで，患者個々の状況に応じた具体的な対応を図る．

2．回復期：能力の最大限の回復および早期の社会復帰

回復期は，積極的なリハビリテーションを行うことにより，筋力，体力，歩行能力などを維持・向上させ，セルフケア，移動，コミュニケーションなどの能力を最大限に回復させ早期の社会復帰を目指す．

1）患者に対するケア

治療経過が長期化し，回復への希望や意欲が低下していく時期にあるため，リハビリテーションを継続しつつ，障害とともに今後の生活を再構築していくために，患者の精神的支援が重要となる．

看護師が行う日常生活の援助は，単に患者自身ができていないことを補うだけでなく，日常生活動作の再獲得に向けて，自立に近づけるように日々の援助を行う．

障害によって自分自身では行えない日常生活動作があるが，患者が行っている「している ADL」である FIM（function independence measure；機能的自立度評価法）を向上させることが目標となる．食事，更衣，洗面，入浴，排泄，ベッド周囲の環境整備など，介助の度合いは障害の程度により異なるが，必要な介助を生活場面で評価し，患者ができる動作を拡大していく．

退院後の生活構築に向け，再発予防・症状管理・症状マネジメントなどの教育的支援が必要となる．看護師は，退院後継続できるように，患者の生活場面に応じた具体的な教育指導を行う．再発時の早期発見と対処方法・血圧管理などのセルフモニタリング，減塩・適正体重維持・適度な運動・節酒などの生活習慣の見直し，禁煙の継続，内服管理・受診の継続などがある．

2）患者を支える家族に対するケア

患者・家族が安心して退院後の生活を送るためには，地域の医療・介護・福祉との連携が不可欠である．退院支援の研修を受けた退院調整看護師を中心に，退院準備や在宅ケア移行に向けたケアカンファレンスの企画・開催，患者や家族が利用可能な社会資源・福祉制度の情報収集と提供，訪問看護ステーションの紹介・利用調整などが行われる．

看護師は，これまでの経過と現在の病状を踏まえて，今後予想される経過について説明し，家族支援者に現状を理解していただく必要がある．意識障害の改善が難しいと判断される場合には，死が差し迫った状態ではないが，意識の回復は難しく，今後このような状態が長期に遷延する可能性が高いこと，合併症や脳卒中の再発などにより，急変することもあり得るということを，家族などの理解や受容の程度を確かめながら説明する．予後不良であることを強調するあまり，家族などに医療から見放されたという絶望感・孤立感を感じさせないよう，支援的に接する必要がある．

意思決定支援

治療処置はインフォームドコンセントのうえ同意を得て行われるべきものであるが，頭部外傷，脳卒中などにより緊急入院される場合，病状・病態により患者本人の意思確認に支障があり，近親者である家族による代理意思決定が行われることも多い．意思決定支援の場における advance care planning（ACP）医療者，患者家族に接する機会の多い看護師が果たす役割は大きい．

1．ACP

ACP とは，将来の変化に備え，将来の医療およびケアについて，患者を主体に，家族や近しい人，医療・ケアチームが，繰り返し話し合いを行い，患者本人による意思決定を支援するプロセスのことである[2)3)]．

外傷性脳損傷や脳卒中など重症の場合には，患者本人が意思を示すことができず，また治療しても改善が望めないことも少なくない．そのため，家族などから受傷前の患者本人の意思について聴き取り，今後の医療やケアの方針を相談・決定していくことも必要となる．

患者が正常な判断ができないあるいは意思を明らかにできないような状態では，文書などによる事前の意思表示を確認することが重要となる．患者本人の直接的な事前の意思表示がない場合，家族などの話から本人の意思を推定できることや，本人の意思は可能な限り確認することが重要とされている．

早期離床・リハビリテーション

2022 年の診療報酬改定に伴い，特定集中治療室における多職種による早期離床・リハビリテーションの取り組みに関わる評価が新設され，医療チームによるリハビリテーション介入が強化された．

集中治療室（ICU）には，意識障害に加えて，急性呼吸不全または慢性呼吸不全の急性増悪，急性心不全，ショック，重篤な代謝障害（肝不全，腎不全，重症糖尿病など），大手術後，救急蘇生後などで重篤な状態に対して，集中的な全身管理を要する患者が入室している．集中治療における早期リハビリテーションは，重篤な筋力低下やせん妄など集中治療に関連した重篤な合併症を予防・軽減し，人工呼吸管理期間の短縮と，集中治療室在室日数を短縮する[4)]．

早期離床に問題・リスクのある患者には，術前からリハビリテーション介入を開始し，患者の全身状態を評価し適切なモニター管理のもと早期離

表 1. The Richmond agitation-sedation scale

+4	好戦的	明らかに好戦的, 暴力的, スタッフに対する差し迫った危険
+3	非常に興奮した	チューブ類またはカテーテル類を自己抜去
+2	興奮した	頻繁な非意図的な運動, 人工呼吸器ファイティング
+1	落ち着きのない	不安で絶えずそわそわしている
0	意識清明	落ち着いている
−1	傾眠状態	呼びかけに10秒以上の開眼およびアイコンタクトで応答
−2	軽い鎮静状態	呼びかけに10秒未満の開眼およびアイコンタクトで応答
−3	中等度鎮静状態	呼びかけに動きまたは開眼で応答するがアイコンタクトなし
−4	深い鎮静状態	呼びかけに無反応, しかし, 身体刺激で動きまたは開眼
−5	昏睡	呼びかけにも身体刺激にも無反応

(日本呼吸療法医学会, 人工呼吸中の鎮静ガイドライン作成委員会, 妙中信之ほか: 人工呼吸中の鎮静のためのガイドライン. 人工呼吸, 24:146-167, 2007. より引用)

床に向けた段階的なリハビリテーションを実施している. 人工呼吸器, 生体管理モニター, 点滴, ドレーンなど多くの医療機器を装着した状態でリハビリテーションを行う際, 安全性の確保が重要となる.

1. ICUにおける評価

重症患者の治療を行うICUでは, 術後の全身管理, 人工呼吸器や血液透析や補助循環などの医療機器を使用した治療が主体であるが, これらの特殊な医療機器に囲まれた環境下では不穏・せん妄症状を呈する患者が多く見られる. また, 術後の痛みに伴う不穏・せん妄もあるため, 薬剤を使用した適切な鎮静・鎮痛が必要とされる.

2014年に「日本版・集中治療室における成人重症患者に対する痛み・不穏・せん妄管理のための臨床ガイドライン」が作成され臨床現場で活用されている[5].

The confusion assessment method(CAM)は, せん妄評価ツールであり, CAM-ICUは人工呼吸器を装着するなどで会話のできないICU患者に使用するためCAMを改変したものである. CAM-ICUフローシートから, 精神状態の急激な変化または変動の経過, 注意力, 意識レベルの変化, 思考の状況を確認し, CAM-ICU陰性(せん妄なし)・CAM-ICU陽性(せん妄あり)を評価する. 意識評価は, 鎮静・覚醒スケールである, The Richmond agitation-sedation scale(RASS)(表1)を使用する.

当院ICUでは, 不穏・せん妄に対し, ICUにおけるせん妄評価法(CAM-ICU)[6]とせん妄トリアージスクリーニング(delirium triage screen; DTS)[7]を使用し, せん妄評価とその対応を行っている. 痛みの評価は, 痛みの具合を自己申告できる患者に対しては, numerical rating scale(NRS), 痛みを訴えることができない患者には, 表情, 上肢の動き, 人工呼吸器との同調性を評価するbehavioral pain scale(BPS)を使用している[5].

鎮痛・鎮静の評価の上, 鎮痛にはフェンタニル, モルヒネ, 鎮静にはデクスメデトミジン, ミダゾラム, プロポフォールなどを全身状態に応じて使用している. 副作用を最小限にするためには, 鎮痛・鎮静の評価を日々行い適切な量を投与する必要がある[8].

看護師は患者の状態を, PADIS(pain:痛み, agitation:不穏, delirium:せん妄, immobility:不動, sleep:睡眠)評価と患者の訴えや家族の面会時の状況を多職種カンファレンス時に情報提供を行い, 1日の治療・リハビリテーションの確認を行っている.

2. 早期リハビリテーションにおけるICU看護師の役割

集中治療における早期リハビリテーションは, 疾患の新規発症, 手術または急性増悪から48時間以内には開始し, その後, 2~3週間は運動介入を強化するべきとされている[9].

表 2. リハビリテーション開始基準

意 識	• −2≦RASS≦1 • 30 分以内に鎮静が必要であった不穏はない
疼 痛	• 自己申告可能な場合：NRS≦3 もしくは visual analogue scale（VAS）≦3 • 自己申告不能な場合：BPS≦5
呼 吸	• 呼吸回数：<35／min が一定時間持続 • 酸素飽和度（SaO₂）：≧90％が一定時間持続 • 吸入酸素濃度（FiO₂）：<0.6
人工呼吸器	• 呼気終末陽圧（PEEP）：<10 cmH₂O
循 環	• 心拍数（HR）：≧50／min もしくは≦120／min が一定時間持続 • 不整脈：新たな重症不整脈の出現がない • 虚血：新たな心筋虚血を示唆する心電図変化がない • 平均血圧（MAP）：≧65 mmHg が一定時間持続 • ドパミンやノルアドレナリン投与量：24 時間以内に増量がない
その他	• ショックに対する治療が施され，病態が安定している • 自発覚醒トライアル（spontaneous awakening trial；SAT）ならびに自発呼吸トライアル（spontaneous breathing trial；SBT）が行われている[10] • 出血傾向がない • 動く時に危険となるラインがない • 頭蓋内圧（intracranial pressure；ICP）<20 cmH₂O • 患者または患者家族の同意がある

（文献 9 より引用）

集中治療中の患者が安全かつ効果的にリハビリテーションを行うための環境を整備し，日常生活を支援することである．

1）適応基準をクリアする

病態の把握，呼吸・循環・意識レベルのモニタリング，適切な鎮静・疼痛管理，せん妄評価を行い，リハビリテーション開始基準（**表 2**）を満たす状態を維持する．

2）患者教育と心理的援助

患者に早期離床・リハビリテーションの意義や効果を十分に説明し，今後のリハビリテーションの見通しを理解いただくことで，患者自身が主体的にリハビリテーションに取り組む支援が必要となる．早期離床・リハビリテーションの意義，効果，方法などを家族へ説明し，患者とその家族が目標を共有できるよう働きかける役割もある．

3）多職種連携

看護師は患者の生活を支援する側面から，最適なリハビリテーション環境を多職種で実現させるために各職種との調整を担う役割がある．

4）安全確保

リハビリテーションは，セラピストの作成するリハビリテーション実施計画書に基づき行われるが，ICU 入室中の患者は呼吸・循環動態が不安定なため，状態変化時には速やかな対応が図れる環境を整えておく必要がある．

リハビリテーション実施前に運動や，身体の向きや位置を変えることによるバイタルサインの変化，ライン類が正しく固定され十分なルートの長さと配置であるかを確認する．

リハビリテーション実施中は，各種ラインが抜けていないか，正しく固定されているか，患者の体位が変化した時に正しい位置にあるか，血圧の上昇や低下が見られているか，あらかじめ指示されている範囲内にあるかなどを確認する．さらに，患者の表情や症状などの主観的情報を観察し，痛みの増強，呼吸困難感などの情報を収集し評価をする．

離床時，膝から崩れ落ちるなど転倒の危険性もあるため，周辺環境の安全性確保に努め，離床の際にはモニターを監視しながら患者を支えることができる位置に立つ．

5）日常生活援助

看護師の役割は，体位を変える・座る・立つ・歩くなど負荷を伴う運動の実施，食事・更衣・整容・排泄などの基本的日常動作や，読書・テレビ

鑑賞・面会など患者のニーズに応じた日常生活動作を支援することである.

ICUにおいても患者の生活・療養の場であることを念頭に置き，ベッドの高さ，テーブルやごみ箱の配置などを調整する．快適な日常生活を送るためには，照明，音，空調の調整，時計，テレビ・ラジオ，眼鏡，補聴器などの配置を整えることも重要である.

おわりに

患者のケアにあたる際は，患者個々の症状を把握し，患者のペースに合わせた介入がケアを継続させるためには重要である．目の前の状態を確認し，適切な対応処置を速やかに行うことが優先されることであるが，患者の生活状況から退院後の状況を視野に入れた継続的な関わりを担うことが医療チームに求められる課題と言える.

文　献

1) 日坂ゆかり：脳卒中チーム医療における看護師の役割—脳卒中看護の専門性—. 日職災医会誌, **67**(5)：453-457, 2019.
2) 公益社団法人日本医師会 生命倫理懇談会：人生の最終段階における医療・ケアに関するガイドライン，令和2年5月.
Summary ACP介入時の必読.
3) 日本医師会生命倫理懇談会：終末期医療に関するガイドラインの見直しとアドバンス・ケア・プランニング(ACP)の普及・啓発，令和2年5月.
Summary ACP介入時の必読.
4) 安藤守秀：集中治療における早期リハビリテーション．日呼吸ケアリハ会誌, **30**(1)：71-76, 2021.
5) 日本集中治療医学会J-PADガイドライン作成委員会：日本版・集中治療室における成人重症患者に対する痛み・不穏・せん妄管理のための臨床ガイドライン．日集中医誌, **21**(5)：539-579, 2014.
Summary 痛み・不穏・せん妄管理の必読ガイドライン.
6) Wesley EE 著, Shigeaki Inoue 訳：ICUにおけるせん妄評価法(CAM-ICU)トレーニング・マニュアル 改訂版，2014年3月.
Summary ICUにおけるせん妄評価の必読ガイドライン.
7) Han JH：Delirium Triage Screen(DTS) Instruction Manual v1, 2012.
8) 戸谷昌樹, 鶴田良介：ICUにおけるリハビリテーション医療に必要な鎮静・鎮痛に対する薬剤の知識. *Jpn J Rehabil Med*, **56**(11)：860-864, 2019.
9) 日本集中治療医学会早期リハビリテーション検討委員会：集中治療における早期リハビリテーション～根拠に基づくエキスパートコンセンサス～．日集中医誌, **24**：255-303, 2017.
10) 日本集中治療医学会, 日本呼吸療法医学会, 日本クリティカルケア看護学会, 3学会合同人工呼吸器離脱ワーキング：人工呼吸器離脱に関する3学会合同プロトコル，2015年2月28日.
〔https://www.jsicm.org/pdf/kokyuki_ridatsu 1503b.pdf〕

MB Med Reha **No.287**：**19-27**, 2023

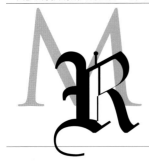

特集／高次脳機能障害と向き合う―子どもから高齢者まで―

職場定着に向けた就労支援
―働く価値に注目したスキルアップ―

石川　篤*

Abstract　障害者雇用を取り巻く現状では，コロナ禍によるテレワークの導入など働き方の選択肢が増えたことにより，これまで以上に各障害者にフィットした形の就労支援が求められている．障害者雇用においては，職を求める障害者と企業とのマッチングが重要となり，さらに障害者が長期に勤められることを目標とした定着支援が鍵を握っていると言える．

　本稿では，高次脳機能障害の就労支援における作業療法の視点について触れ，症例を通して障害者雇用における課題である「職場定着」に焦点を当てた実際の取り組みを紹介する．

　職場定着には，詳細な評価に基づいた障害者と企業とのマッチングと，就職前後を中心とした背景因子へのアプローチ，人材育成の視点が必要である．特に人材育成の視点においては，障害者がスキルアップできる環境の提供とモチベーションを維持するために様々な「しかけ」を講じることが重要であり，それらの積み重ねが職場定着へとつながっていく．

Key words　職場定着(job retention)，障害者雇用(employment of the handicapped)，就労支援(employment support)，高次脳機能障害(higher brain dysfunction)，作業療法(occupational therapy)

はじめに

　就労支援に携わる医療従事者として，社会情勢を把握することは非常に重要である．なぜなら，就職先の選定において，企業は世の中の情勢の影響を強く受けるからである．

　厚生労働省の報告では，コロナ禍である令和2年の障害者の民間雇用状況は約57万人，令和3年では59万人を超え，18年連続で過去最高を記録している[1]．障害者雇用については，「障害者の雇用の促進に関する法律」により，従業員が一定数以上の事業主は法定雇用率以上の割合で障害者を雇用する義務が課せられており，2021年3月より，民間企業の法定雇用率は2.2%から2.3%へ，国・地方公共団体などでは2.5%から2.6%へと引き上げられ，対象も従業員が45.5人から43.5人

以上の事業主へと拡大した．また障害者の対象についても，2018年より身体障害，知的障害に加え，精神障害も対象になることで，障害者雇用の促進を後押しする形となっている．

　このように障害者雇用が進む一方で，令和2年のハローワークを通じた障害者の就職件数（東京都）は約5,600件となり，平成11年度以来21年ぶりに減少に転じた．これはコロナウイルス感染症の影響により，製造業，宿泊業，飲食サービス業，小売業といった障害者が比較的応募しやすい業種の求人数の減少と，求職者の就職活動の抑制が就職件数の減少につながったと報告された[2]．コロナ禍による世の中の変動により，障害者の求人状況も変化してきており，さらにテレワークの導入など働き方の選択肢も増えたことで，これまで以上に各障害者にフィットした形の就労支援が必要

* Atsushi ISHIKAWA，〒 105-0003 東京都港区西新橋 3-19-18　東京慈恵会医科大学附属病院リハビリテーション科，主任

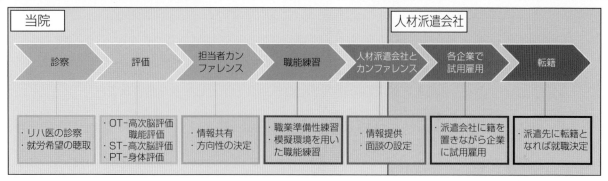

図 1. 当院の就労支援システムの流れ

（文献 3 より引用）

となってきている．これらの背景により，障害者雇用においては，今まで以上に職を求める障害者と企業とのマッチングが重要であり[3]，また障害者が長期に勤めることができる定着支援が鍵を握っていると言える[4][5]．高次脳機能障害は，外見からは判断されにくいことから「目に見えない障害」と言われ，様々な生活場面で問題が生じやすい．特に就労場面では生活場面より高度な能力が必要となり，「指示を出したが伝わらない」「同じミスを繰り返す」「作業に時間がかかる」など，業務が滞るケースも珍しくない[6]．また，高次脳機能障害により周囲の状況が理解しにくいことで，同僚とのトラブルが生じることもあり，職場内での共同作業が困難な場合も経験する．2018年に高次脳機能障害を含む精神障害も法定雇用率の対象となったものの，一般企業を対象とした調査では，高次脳機能障害の症状を知っていると回答した企業は19.7%という報告もあり[7]，依然として世の中の認知度は低い状況である．さらに高次脳機能障害を含む精神障害の就労1年後の職場定着率は49.3%と他のどの領域よりも低いという報告もあり[8]，定着支援の難しさが窺える．

このような状況の中で，当院では2016年より人材派遣会社と連携を図り，独自の就労支援システムを展開している．そこで，今回は症例を提示しながら，就労支援における職場定着を中心に課題や展望について触れていきたい．

当院の就労支援システム

当院の就労支援システムは，人材派遣会社と連携を図り，就労を希望する患者の支援を行っている（**図1**）．就労を希望する場合，対象者はリハビリテーション科医師の診察と作業療法士（以下，OT）や言語聴覚士による就労に関する評価を受ける．院内カンファレンスにて人材派遣会社への紹介が決定となれば，人材派遣会社に情報提供を行う．その後，人材派遣会社の紹介により派遣先での試用雇用が開始となり，派遣先に転籍となれば就職が決定する．この就労支援システムの特徴は，① 試用雇用時に派遣会社より給与が支給される，② 派遣会社に籍を置いているため，試用雇用に失敗しても離職を免れ再挑戦できる，③ 医学的なサポートが受けやすい点が挙げられ，医療と人材派遣業の長所を生かしたシステムとなっている．対象者は就職後も定期的に医師の診察やリハビリテーションを継続する方も多く，必要に応じて個別作業療法にて就労状況の評価やアドバイスをすることで職場定着をサポートしている．

就労支援における作業療法

1．全体像の捉え方

就労支援ではまず対象者の評価を行う．評価は，対象者が自分自身を知る機会となるだけではなく，就職先との職務適正を知るうえでも重要となる．評価では，対象者の身体機能や高次脳機能障害の程度，また事務作業能力などの職能がどのぐらい備わっているかなど幅広い情報を整理する必要がある[3]．そのため評価は国際生活機能分類（international classification of functioning, disability and health；ICF）を用いて行うと対象者の

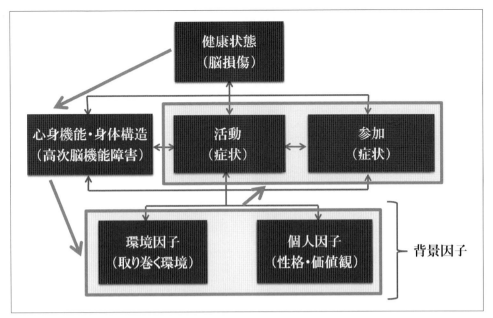

図 2. ICF

（表中（　）は高次脳機能障害の場合）

全体像を捉えやすい．ICF は，「健康状態」「心身機能・身体構造」「活動」「参加」「環境因子」「個人因子」の項目で構成されており，人間が健康で活動するために必要な条件を構造的に分類したもので，保健，医療，福祉分野で共有される概念である[9]．

高次脳機能障害の症例で ICF を用いる場合は，「健康状態」は脳損傷，「心身機能・身体構造」は高次脳機能障害，「活動」「参加」は症状に換言することができ，我々が実際に目にする症状は，「環境因子」や「個人因子」いわゆる背景因子に修飾されたものとなる[10)11)]（**図2**）．つまり，就労支援においては，「環境因子」である職場の人的・物的環境の調整や，「個人因子」である価値観やライフスタイルなどの背景因子を整理することで，症状である職能を高めるように促していく．

2．評価のポイント

評価内容については，一般的なリハビリテーションで行う評価項目に加え，特に就労意欲，職業準備性，職能評価を重点的に行う．

1）就労意欲

就労意欲とは，「なぜ働きたいか」の理由を明確にすることである．実際には理由が明確になっていないことも多く，「（家族など）周囲からすすめられて働くことになった」や「家にいても退屈だから」など理由は様々である．評価を進めるにつれ，自分の能力を知り，どのような仕事に就きたいか，どのような生活がしたいか，具体的にイメージできるようにサポートしていく．

2）職業準備性

職業準備性とは，働くために必要な能力のことで「健康管理」「日常生活管理」「対人技能」「基本労働習慣」「職業適性」を指す[12]．就労支援ではパソコン作業や仕分け作業などの職能に注目しやすいが，働き続けるためには健康管理や日常生活の管理，またコミュニケーションなどの基本的な能力は欠かせない．働くうえでの土台が整っていない場合は，その部分の積み上げから実施していくこととなる[13]．就業およびそれに伴う生活を整えるには，障害者就業・生活支援センターなどと連携を図り支援を行う場合もある．

3）職能評価

職能評価では，限りなく現場の仕事に即した環境を設定し，評価を行う[14)15)]．希望の職種が決まっていない場合は，ワークサンプル幕張版（以下，MWS）を用い（**図3**），基本的な事務作業能力や実務能力の評価を行い，職務適正の判断などに活用していく．どのような作業が向いているか，

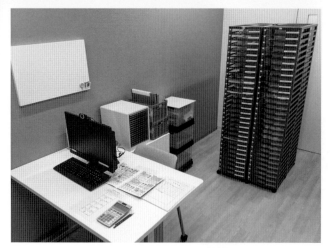

図 3. ワークサンプル幕張版

指示はどうやったら入りやすいか，どのようなミスが生じやすいか，わからない時に質問ができるかなど通常の作業では評価できない部分を整理していく．就職先が決定し，仕事内容がある程度明確になった際は，MWS を用いて訓練を行うことも可能である．

3．支援のポイント
1）背景因子の調整

就労支援の大部分を占めるのが，この背景因子の調整である．先に述べたが，背景因子とは ICF でいう「環境因子」と「個人因子」のことで，特に「環境因子」の調整こそが就労支援のすべてと言っても過言ではない．「環境因子」には，人的環境と物的環境がある．

人的環境では，就職先の人事担当者と情報共有を行うこともあるが，実際は対象者の指導係への支援が中心となる．指導係が高次脳機能障害のことを知っているか，担当経験があるかなどの情報を集めていく[16][17]．各対象者の障害を指導係へ伝える際には本人，医師とも相談し，具体的な対応策をいくつか提示できるように準備していく[3]．また，苦手なことに焦点が向きやすいが，対象者の持っている得意な点や人柄が伝わるようなエピソードも伝えることで，会話のきっかけが生まれるなど仕事への導入がスムーズに進むことも多い．雇用主と現場で担当する指導係と対象者の三者における就職後のイメージの乖離が最小限となるように，就職前後を中心に重点的な支援を行う．

物的環境では，通勤が可能であるか通勤経路の確認を行ったり，職場でのデスク回りの環境やトイレ，休憩場所の利用が可能か，屋内移動は安全に行えるかなど，対象者の能力を考慮し確認していくこととなる．作業能力を向上させるための物的環境づくりは，対象者の生産性を向上することにつながり，また安心して仕事をする環境が整えば職場定着にもつながっていく．

これらの背景因子の調整は，就職前後を中心に支援を行う．支援開始に時間がかかってしまうと，仕事上のトラブルが生じ，場合によっては対象者に対する負の感情が定着してしまうことで，人間関係のもつれに発展してしまうこともあるため，就職前後の手厚い支援とトラブルが生じた際には迅速な対応が必要となる．

2）職場定着の促進

就職後の第一目標は職場環境に慣れることであるが，ある程度仕事の流れに乗ることができたら，次の目標は職場定着となる．職場定着を促すには，環境の調整や生活リズムの安定に加え，対象者が感じる所属感，自己達成感，他者からの承認などの心理的側面も重要となる．所属感は，企業に籍を置き他の社員（仲間）とともに同じ目標に向けて働くことで得られ，職場での人間関係が構築されることでさらに強まる．また自己達成感は，与えられた仕事を達成することで満たされる．そしてその成果について他者から評価されることで他者からの承認を得ることができる．それらの積み重ねが職場定着へつながっていくが[18]，就職後の定期面談を行うと，長年同じ内容の仕事を担当していることで職域拡大やステップアップの機会が提供されていなかったり，対象者の勤務状況に対するフィードバックが十分得られていないケースも多い．職場定着を目指すには，仕事に対するモチベーションが必要であり，そのモチベーションをどうやって提供するかがポイントとなる．定期的に面談を行い，現状の振り返りと次の具体的な目標などについて話し合う機会が必要である．

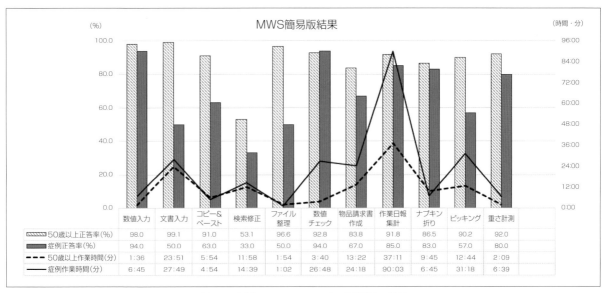

	数値入力	文書入力	コピー&ペースト	検索修正	ファイル整理	数値チェック	物品請求書作成	作業日報集計	ナプキン折り	ピッキング	重さ計測
▨ 50歳以上正答率(%)	98.0	99.1	91.0	53.1	96.6	92.8	83.8	91.8	86.5	90.2	92.0
▨ 症例正答率(%)	94.0	50.0	63.0	33.0	50.0	94.0	67.0	85.0	83.0	57.0	80.0
---- 50歳以上作業時間(分)	1:36	23:51	5:54	11:58	1:54	3:40	13:22	37:11	9:45	12:44	2:09
—— 症例作業時間(分)	6:45	27:49	4:54	14:39	1:02	26:48	24:18	90:03	6:45	31:18	6:39

図 4. 症例のワークサンプル幕張版の結果

症例提示

ここで職場定着を目標に就労支援を行った症例を提示する.

症例は,脳出血発症後に右片麻痺と失語症を呈した50代女性(右利き)である.経過はX年に脳出血を発症し,X+6か月で業務内容を変更して体育教師に復職を試みるも定着できず退職に至る.X+1年当院に紹介受診し,OT開始となった.OTの就労支援では,当院の就労支援システムを活用し,デスクワークの仕事に派遣先が決定した.派遣社員として勤め,その後契約社員となり約3年間従事した.業務内容はパソコンでの数値入力作業を中心に行っていたが,通勤時間の問題と業務内容の負担もあり転職を希望した.X+10年,当院事務員(障害者枠)への募集に応募し,就職することとなった.当院への就職に関しては,「ここ(当院)の雰囲気が好きでどうしても働きたい」「仕事をしてもっと人と関わりたい」と意欲的な姿勢を見せていた.一方で「(前職では)苦手なことをやっていたのかもしれない」と職務適正評価が不十分であったとの感想も述べていた.そこで,OTにて就職前における詳細な職能評価の充実を図るためにMWSを行うとともに,指導係を含む職場の環境調整を開始した.今回の報告にあたり本人より了承を得ている.

1. OT 評価

症例の評価結果をICFにより分類した.心身機能及び身体構造の視点では,右片麻痺(Brunnstrom recovery stage Ⅲ-Ⅲ-Ⅲ)を呈しており,書字やパソコン操作などは左手にて行い,利き手交換がなされていた.高次脳機能は,軽度流暢性失語による理解面の低下があり,自分の言っている誤りに気づきにくく,錯話が見られた.活動および参加の視点では,ADLは自立しており,LawtonのIADL尺度は8点であり,T字杖歩行にて前職の通勤時間である約1時間半程度の公共交通機関の利用も可能であったが,電話通話では,生活での使用にて内容を聞き間違える場面が見られた.職業準備性については,「対人技能」における意思表示や非言語的コミュニケーションにて失語症の影響により苦手意識を持っていた.MWSにおいては,「ファイル整理」課題では,指示理解が正確に行えず,ファイルを分類する工程が抜けたため正答率が50%と低下を認めた.また「数値チェック」課題では,正答率は94%と年齢平均(92.8%)と同等であったが,見直し作業に時間を要し,作業時間が26分48秒と年齢平均(3分40秒)を大きく上回った.さらに,「作業日報集計」課題では,作業工程が多いため,一度で指示を理解できず,確認作業に時間を要したため,作業時間が90分3秒と年齢平均(37分11秒)を上回る結果

であった（**図4**）. 個人因子の視点では，前職のデスクワークでは，苦手としている数字を用いたパソコンの入力作業を行っていた. 環境因子の視点では，症例は身体障害者手帳1級に認定されており，公共サービスの割引などを活用しながら独居で生活を送っていた. また，就労受け入れ側の環境は，配属部署は高次脳機能障害者の雇用経験はない状況であった.

2. 評価のまとめと課題

症例は仕事に対する意欲が高く，生活も自立していた. 職能面では，失語症によるコミュニケーションエラーが見られること，数字の処理には時間を要すること，複雑な作業は工程を区分し端的に伝え，指示内容の確認が必要であった. 環境面では，配属部署は高次脳機能障害者の雇用経験がなかったため，障害への周囲の理解を深めること，指導係へ具体的な障害の特性と対応方法を伝えることなどの環境調整が必要であった.

3. 就職前後を中心とした背景因子へのアプローチ

人的環境へのアプローチとして，就労前に配属部署担当指導係との情報共有を試みた. 主な内容は，① 職能評価の共有，② 高次脳機能障害についての一般的な症状と対応策の提示，③ 指導係が想定している業務内容の確認を行った. ① については，MWS の評価結果をもとに，指示理解が正確に行えていれば精度の高い作業が可能である点を確認した. ② については，指導係より「どのような障害なのかわからない」との意見が聞かれたため，「話す」だけではなく，「聞く」「読む」「書く」ことも苦手になる点や，内容は短くゆっくりと伝えるよう失語症の理解を深めてもらった. また ③ に関しては，OT が現場に出向いて指導係が想定している業務の内容を確認した. 業務内容は，電子カルテ上で文章の不備を確認する作業であり，作業速度ではなく，正確性が求められる内容であった. 現場で得られた情報をもとに就労前に MWS で最も仕事内容に近い「検索修正」課題を用い模擬練習を行った. 指導係とは症例の当院に対

する想いなども共有し，対応がわからない時はいつでも連絡を入れるようにフォロー体制も確立し，指導係の負担軽減に努めた.

物的環境へのアプローチとして，配属部署への出入り口，トイレまでの動線，デスク回りの PC 機器の配置などを確認した. 出入り口のスロープ部分にある配線はつまずきの原因となるためカバーをかぶせて整理をするように提案した. またデスク回りの環境では，右片麻痺であるため使用する電子カルテやスキャンの機器の位置を整えた.

4. 就職後における職場定着支援

就職後も OT が現場に出向き，定期的にフォローアップを実施した. 症例との面談では，わからないことを他者に確認することができず，そのままにしてしまう傾向が見られた. 指導係が不在の時は，隣に座っている職員に確認することとし，関係性を築くために日頃から挨拶や雑談など可能な限り自ら働きかけるように促した. 就職当初は，働くうえで感じることを OT に伝えに来ていたが，職場内での交流を促すことで，「職場の人と連絡先を交換した」「少し話せる仲間ができた」と徐々に OT との関わりが薄れ，職場内で解決できることも増えていった. また「自分は仕事ができているのかわからない」と述べることがあり，仕事ぶりに対するフィードバックが上手くいっていない様子が窺えた. その点に関しては，指導係に抽象的な表現や情報量が多くなってしまうと伝わりにくい点を伝え，的確に評価を伝えるように助言した.

指導係や職場上司とも定期的に現場の状況について意見交換を行った. 就職後当初，指導係からは，「一度言ったことが伝わらず，何度も修正が必要」とあったが，名前を呼んだり肩をたたいたりして注意を指導係に向けるように促し，その後ゆっくりと短い情報量で指示を出すようにすることで，意思疎通が図れるようになった. また，徐々に現場でも次のステップを踏めるような工夫が講じられるようになり，ダブルチェックを行う業務において部分的な工程を担ってもらったり，

担当部署の範囲を増やしたりと症例の職域を拡大していった．また，部署内での新たな「役割」を担ってもらうことを OT が提案し，朝のミーティングの司会や細かな業務の責任者を任せるなど人材育成の視点でステップアップを促すように助言した．

5．就職後の経過

就職から 3 年が経過し，現在も当院での勤務を継続している．朝のミーティングの司会など新たな役割を担い，日々の業務に励んでいる．症例は元々体育教師であり「人に教えること」に価値を置いていることから，今後は仕事を新人職員に教える係などの業務も視野に入れながらさらなる職域拡大を目指している．

就労支援で大切なこと

1．「働くこと」とは

就労支援で最初に行うことは「なぜ働きたいか」を明確にすることである．単純な問いではあるが，明確な返答が得られないことが多い．主体的な動機を見出せない対象者もおり，その場合はともに目的を明確化する作業から就労支援が始まる．

そもそも人はなぜ働くのか．Super は，労働において「人間関係」「働くこと」「生計」の 3 つの欲求を充足しようとするためであるとし[19]，また松本は，職業とは継続的に行われる社会的活動の 1 つであり，「生計の維持」「社会的役割」「個性の発揮」の 3 つの側面を有すると述べている[20]．つまり，心理学的な視点から捉えた労働の目的とは，賃金や社会的地位を含む広義の報酬欲求，自分の能力を高めたいという成長・表現欲求，社会の役に立ちたいという貢献欲求を満たすためと言える．

働く目的は年齢や世代によっても異なる．内閣府の「働く目的」に関する調査では[21]，20 代の若年層では「お金のため」の割合が大きく，一方，中年層や高齢層では「生きがいの獲得のため」の割合が大きくなる．就労支援を行う対象者の年齢によっても働く目的は変わる．また，性別による働く目的も変化してきている．1986 年の男女雇用機会均等法を皮切りに女性の社会進出が進み，2015 年の女性活躍推進法によりさらに女性の社会での活躍が目立つようになった．それに伴い性別による家庭内での役割も変化を遂げ，仕事に対する考え方も多様な世の中となった．

つまり，支援者としては働く目的が多様化していることを認識したうえで，各対象者にとっての「働くこと」の目的を明確にしていくという視点が必要となる．本症例は，元教員ということもあり，「人に教えること」に価値を置いている発言が多く見られた．失語症によるコミュニケーション能力の低下はあるが，仕事の中で部分的にその役割を担うことで自己表現や貢献欲求を満たすことができると推測された．このように対象者における働く目的を明確にすることは，就労意欲を掻き立て，それによって就労支援を円滑に進めることにつながる．また職場定着という観点からも，働くことに対するモチベーションを維持するために「なぜ働きたいと思ったか」という動機は重要な要素となる．

2．職場定着に向けて

厚生労働省の報告では，精神障害の 1 年後の定着率は 49.3％との報告もあり[8]，職場定着の難しさが窺える．精神疾患患者の離職理由としては「職場の雰囲気・人間関係」「仕事内容が合わない」などが上位に挙げられている[22]．

「職場の雰囲気・人間関係」に関しては，障害の有無に関係なく働き続けるうえでは重要となる．高次脳機能障害により「コミュニケーションがうまく取れない」「空気が読めない」などの症状により，適切な人間関係が築きにくいことも多い[6]．そのような場合，支援者による症状の医学的な説明は必要となるが，基本的には過介入はせずに職場内で解決できる方法を模索する．本症例においても就職当初は OT が指導係へ症状の説明をする場面があったが，対応策などは現場で考えて実行するように促していった．また症例においても，現場で生じる問題点や課題点については，指導係や同僚に直接相談するようにと少しずつ助言し，

職場環境を整えていった．支援者がサポートしないと仕事が成り立たないような支援は行うべきではなく，職場内で障害者をサポートできる体制，つまりナチュラルサポートの形成[23][24]を目指していくことが重要であり，職場内での人間関係が構築されることで，所属感が強まり職場定着にもつながっていく．

同報告において職場定着に向けて改善が必要な事項として，「能力に応じた評価，昇格・昇進」「能力が発揮できる仕事への配慮」などが上位に挙げられている．

「能力に応じた評価，昇格・昇進」に関しては，就職前後は対象者の評価と企業の求める職能のマッチングを重点的に行うが，就職してしばらくすると対象者の職能の再評価が行われず，同様の仕事を長期間継続していたり，不得手な職種内容の業務に携わっていることもある．高次脳機能障害の特性上，就職してから自己認識が歪み，トラブルに陥る場合も少なくない[15]．定期的な再評価を行い，できている点や課題点などを明確に伝えるとともに，次の目標についても提示することで仕事に対するモチベーションの維持につながる[25]．またスキルアップを望む障害者も多くいる．各企業においても，社内研修の開催や自己啓発学習への援助を行ったり[26]，社外でのスキルアップ研修に参加できる制度を取り入れたりと工夫を凝らし[7]，スキルアップの機会を提供することで，人材育成を促進し職場定着を目指す取り組みが行われている．

「能力が発揮できる仕事への配慮」に関しては，健康面への配慮や通院など仕事と治療の両立を促したり，仕事面だけではなく働き続けるための支援体制が必要となる．また，頑張った職員に対し「社長賞」などのインセンティブ制度を設けることで，仕事に対するモチベーションを向上させ，「働きやすい環境」を提供することなども大切である．

このように職場定着を促すには，人材育成の視点におけるスキルアップができる環境の提供とモチベーションを維持するために様々な「しかけ」を講じることが重要であり，それらの積み重ねが職場定着へとつながっていく．

おわりに

コロナ禍による影響を受け，障害者雇用の現状も変化しつつある．そのような状況の中で，今回，高次脳機能障害を呈した症例の就労支援に携わることができた．症例を通じ，職場定着を促すにはどのような支援が必要かについて報告した．働き続けることは容易なことではないが，働くことで得られる経済的自立やその先にある達成感，さらにスキルアップをする機会などはすべての人に平等に与えられるものであり，対象者の持つ「働きたい」という想いに寄り添いつつ，今後も支援を続けていきたいと強く思う．

謝　辞
本事例の掲載を快く了承いただいた症例の方と就労支援に携わって下さった現場の皆さまに対し，心より感謝申し上げます．

本稿は，第28回職業リハビリテーション研究・実践発表会で報告し，東京慈恵会医科大学雑誌に投稿したものを加筆・修正したものである

文　献
1) 厚生労働省：令和3年 障害者雇用状況の集計結果．
〔https://www.mhlw.go.jp/content/11704000/000871748.pdf〕
2) 厚生労働省 東京労働局：令和2年　コロナ禍により障害者の就職件数が大幅に減少．
〔https://jsite.mhlw.go.jp/tokyo-roudoukyoku/content/contents/000902939.pdf〕
3) 石川　篤ほか：高次脳機能障害を呈する当院新規就労者への就労支援の取り組み．慈恵医大誌，**136**(1-2)：9-14，2021．
4) 中田貴晃：精神障害者の雇用に関わる制度と就労定着の現状と課題．産業精保健，**27**(特別号)：10-14，2019．
5) 片山優由子：職場定着支援の手法．臨精医，**48**：1337-1343，2019．

6) 小川　浩ほか：注意・遂行機能障害のある方への就労支援. *MB Med Reha*, **153**：46-51, 2013.

7) 北上守俊ほか：高次脳機能障害の就労支援で解決すべき課題に関する予備的研究. 新潟リハ大紀, **7**(1)：27-32, 2018.

8) 高瀬健一ほか：集計結果　就職後一年間の職場定着状況等. 障害者職業総合センター調査研究報告書, 137, 2017.

9) 障害者福祉研究会（編）：国際生活機能分類(ICF)―国際障害分類改訂版. 中央法規出版, 2002.

10) 粳間　剛ほか：高次脳機能障害とその症状に対する「治療的環境」. 綜合臨, **59**：2141-2142, 2010.

11) 石川　篤ほか：作業療法における認知行動療法. *MB Med Reha*, **138**：91-97, 2011.

12) 独立行政法人高齢・障害・求職者雇用支援機構：令和2年度版　職業支援ハンドブック.〔https://www.jeed.go.jp/disability/data/handbook/R4handbook/#page=23〕

13) 市野千恵：就業支援. 神心理, **36**(3)：127-137, 2020.

14) 小川　浩：米国における脳外傷者の職業リハビリテーションと援助付き雇用. 職業リハ, **8**：30-36, 1995.

15) 稲葉健太郎：高次脳機能障害者の就労支援. *MB Med Reha*, **220**：58-64, 2018.

16) 小川慶幸：障害者雇用に対する企業視点～障害者が活躍する職場. 産業ストレス研究, **27**(2)：231-240, 2020.

17) 佐伯　覚ほか：脳卒中の復職の現状. 脳卒中, **41**：411-416, 2019.

18) 圓谷早苗ほか：精神障害者の職場定着のプロセスに関する研究. 生活科研, **40**：103-112, 2017.

19) Super DE：日本職業指導学会訳：職業生活の心理学, 誠信書房, 1960,

20) 松本卓三：職業・人事心理学, ナカニシヤ出版, 1992.

21) 内閣府：令和元年　世論調査　働く目的は何か.〔https://survey.gov-online.go.jp/r01/r01-life/zh/z24-1.html〕

22) 厚生労働省　職業安定局：平成25年度障害者雇用実態調査結果.〔https://www.mhlw.go.jp/file/04-Houdouhappyou-11704000-Shokugyouanteikyokukoureishougaikoyoutaisakubu-shougaishakoyoutaisakuka/gaiyou.pdf〕

23) 小川　浩：ジョブコーチとナチュラルサポート. 職業リハ, **13**：25-31, 2000.

24) 若林　功：障害者に対する職場におけるナチュラルサポート体制の構築過程. 障害者職業総合センター調査研究報告書, 85, 2008.

25) 眞保智子：障害者雇用進展期の雇用管理と障害者雇用促進法の合理的配慮. 日本労働研究雑誌, 685, 2017.

26) 工藤　正：障害者の雇用管理とキャリア形成に関する研究. 障害者職業総合センター調査研究報告書, 62, 2004.

MB Med Reha **No.287**：**28-33**, 2023

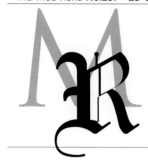

特集／高次脳機能障害と向き合う─子どもから高齢者まで─

高次脳機能障害とアウェアネス

岡村陽子*

Abstract　アウェアネスへのアプローチは，高次脳機能障害のリハビリテーションの主要なテーマの1つである．アウェアネスとは，自己の疾患や障害，能力の低下，そこから生じる行動や生活上の問題などに対する気づきや自覚，認識であり，アウェアネスの障害は，神経心理学的な要因によるものと，心理的な要因によるものを分けて考える必要がある．アウェアネスは，アウェアネスの階層モデル，アウェアネスの機能的包括モデル，生物心理社会モデルを考慮し，自己評価と他者評価の差や，課題遂行時の観察による評価，心理検査，背景情報などから総合的に評価する必要がある．アウェアネスへのアプローチは，ビデオを視聴したり言語的なフィードバックを受けたりする方法，包括的全人的神経心理学的リハビリテーションの一環としてグループ訓練を行う方法などが推奨される．また，心理的な防衛である障害の否認に配慮し，自分の障害に対して安心して向き合える環境を整えることも必要である．

Key words　アウェアネス(awareness)，アウェアネスの階層モデル(the pyramid model of awareness)，オンラインアウェアネス(online awareness)，障害の否認(denial of disability)

アウェアネスのモデル

アウェアネスとは，自己の疾患や障害，能力の低下，そこから生じる行動や生活上の問題などに対する気づきや自覚，認識であり，アウェアネスの障害は，高次脳機能障害のリハビリテーションやADL，対人関係など日常の行動にネガティブな影響を与える[1]ため，高次脳機能障害のリハビリテーションにアウェアネスへのアプローチを含めることは重要である．広義のアウェアネスの障害には，神経心理学的な要因によるものと，心理的な要因によるものが存在しており，さらに，神経心理学的な要因のアウェアネスの障害も，脳の損傷から運動，感覚，言語能力やその感覚，能力の認知に乖離が生じる病態失認(anosognosia)や，自己を認識する機能の低下を意味するセルフア

ウェアネス障害(impaired self-awareness；ISA)が含まれる．アウェアネスには様々な側面があり，アウェアネスに関するいくつかのモデルを知ることがアウェアネスのアプローチを考えるうえで必要である．

1．Crossonらの階層モデル

高次脳機能障害を生じた人が障害や能力の変化に対する気づきを得るようになる継時的なモデルが，Crossonらの階層モデル(**図1**)[2]である．階層モデルでは，アウェアネスは知的アウェアネス，体験的アウェアネス，予測的アウェアネスと積み上がっていくとして説明されている．脳損傷により高次脳機能障害を生じて，何もわからない状態で自分の高次脳機能障害について説明を受けるという段階が知的アウェアネスを獲得する段階である．この段階は，「高次脳機能障害がある」あるい

* Yoko OKAMURA，〒214-8580　神奈川県川崎市多摩区東三田2-1-1　専修大学人間科学部心理学科，教授

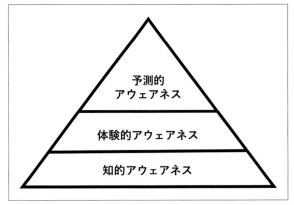

図 1. アウェアネスの階層的モデル
（文献 2 より引用，一部改変）

は「記憶障害に問題がある」ということを知識として知っている状態で，それがどういう体験につながり自分はどう備えたらいいのか理解しているわけではない．次に，生活の中で高次脳機能障害によりどのような問題を生じたか体験として気がつくことが体験的アウェアネスである．さらに，高次脳機能障害によって生じる問題を体験として積み重ねて，問題が生じたという体験と自分の疾患や障害を結び付けて考え，どうしたら問題を未然に防げるのか対策が立てられるようになる段階が予測的アウェアネスである．つまり，「自分には記憶障害があると言われた」と思うことは知的ア

ウェアネスであり，人から言われたことを忘れる体験をして「自分は人から言われたことを忘れた」と気がつくことが体験的アウェアネスであり，「自分は記憶障害があり，人から言われたことを忘れてしまうからメモを取らないといけない」と考えられるようになることが予測的アウェアネスの段階となる．

2．アウェアネスの機能的包括モデル

そうした Crosson らの階層モデルを発展させたモデルが，2000 年に Toglia と Kirk[3]が提案した包括的動的相互作用モデル（comprehensive dynamic interactional model；CDIM）である．Toglia と Goverover[4]はさらにそのモデルを整理して，アウェアネスの機能的包括モデル（dynamic comprehensive interactional model of awareness；DCMA）（**図 2**）として説明している．DCMA は，知識や自己認識といったメタ認知的な全般的なアウェアネスと，課題を遂行する際に必要なオンラインアウェアネスで説明される．課題を遂行していない時にも存在しているオフラインのアウェアネスが全般的なアウェアネスであり，課題を遂行している最中のアウェアネスがオンラインアウェ

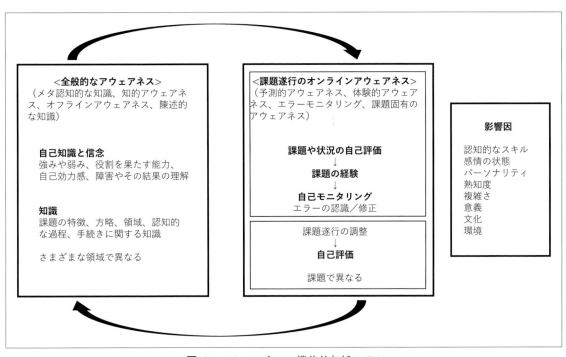

図 2. アウェアネスの機能的包括モデル

（文献 4 より引用，一部改変）

表 1. オンラインアウェアネスを評価する方法

課題遂行の評価方法（事前評価と事後評価）
- Visual Analogue Scale 法の使用
- 課題遂行評価の平均得点の比較
- 課題遂行の観察
- 専門家と本人の評価の差の比較
- 課題実施前後の言語報告
- 観察に基づく専門家の評価
- 半構造化面接や課題実施後の質問に基づく専門家の評価

エラーに関する評価
- 課題遂行時に生じるエラー数（促し有りと無しの比較）
- 課題遂行時のエラーに関する言語的な自己報告
- 自発的なエラーに対する気づきが生じたかどうかの観察
- 課題で使用する物品や解答に対する確信度の評価

（文献 4 より引用，一部改変）

アネスである．オンラインアウェアネスは，実際に課題を行う最中に活性化する動的なアウェアネスであり，今起きていることをモニタリングするという体験的アウェアネスや，実際の体験やセルフモニタリング，自己評価を通して課題や状況を概念化したり評価したりする予測的アウェアネスを含んでいる．具体例をもって説明すると，記憶障害のある人が，自分は記憶障害があり，手帳を使うと良いという知識を持っていることは全般的アウェアネスで，人の話を聞いている最中に「今自分は人の話を聞いている」「この話を自分は忘れる」と認識して「自分はメモを取る必要がある」と思い，実際に「メモを取る」という一連の過程に関係する気づきがオンラインアウェアネスである．

3．生物心理社会モデル

さらに，アウェアネスについて生物心理社会的な側面から理解することも大切である．Ownsworth ら[5]は，アウェアネス障害の要因を認知神経科学的要因，心理学的要因，社会環境的要因に分けて説明している．認知神経科学的要因とは，生物モデルの立場に立つものであり，脳の損傷と認知機能の関係から生じる要因である．心理モデルから説明される心理学的要因は，心理的な防衛反応やパーソナリティを原因とするものである．そして，社会モデルである社会環境的要因には，評価者の属性や評価方法，本人の社会的な立場などの環境的な影響が含まれている．これは，例えば，記憶障害がある人が手帳を使わないという場

合に，海馬損傷のために人の話を忘れたというエピソードを覚えられず手帳が使えないということは認知神経科学的要因，自分に記憶障害があるということを認めたくない，自分の障害を認めたくないために手帳を使わないということは心理学的要因，記憶障害がある状態を人に見られることで職場内の社会的地位を失いたくないために手帳を使わないということは社会環境的要因と説明することができる．

このように，高次脳機能障害のアウェアネスについて，従来の階層的モデルで説明される継時的な過程だけでなく，課題遂行時のオンラインアウェアネスや，生物心理社会的な要因まで考えることで，高次脳機能障害のアウェアネスの問題を立体的に理解できるようになる．アウェアネスの階層モデルは，段階に合わせてリハビリテーションプログラムを組むことができるためにリハビリテーションの目標を立てる際に利用しやすい．しかし，1人1人にカスタマイズされたリハビリテーションを提供するためには，課題遂行中のオンラインアウェアネスを意識すること，心理的な防衛や，パーソナリティといった心理的な要因を考えること，家族や学校，職場で生活している本人の環境も含めて考えることが重要である．

アウェアネスの評価

高次脳機能障害者のアウェアネスへのアプローチにあたって，様々な側面からアウェアネスを評価する必要がある．最も一般的なアセスメントの評価方法は，高次脳機能障害を生じた人の自己評価と家族や訓練に関わる人による他者評価を比較する方法である[3]．自己評価と他者評価の差が大きいほどアウェアネスに問題があると評価でき，アウェアネスを量的に測定することができる．また，リハビリテーションに関わる専門家が高次脳機能障害者の観察をすることで，階層モデルに沿ってアウェアネスの段階を判断するという評価方法も有用である．

Toglia と Goverover[4]は，オンラインアウェア

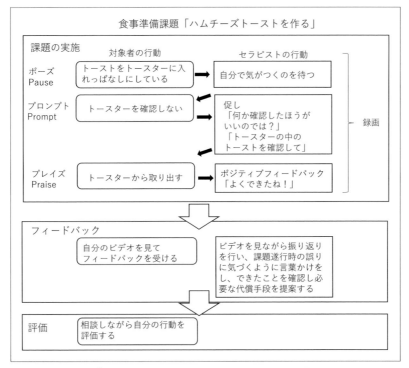

図 3. Schmidt ら[7]のビデオと言語によるフィードバックを使用したアプローチ

ネスを評価する方法として，課題遂行の事前もし
くは事後評価を利用する方法と，課題遂行時のエ
ラーについて評価する方法を説明している（**表
1**）．課題遂行の事前もしくは事後評価を利用する
方法では，自分の課題遂行について遂行の前後で
自己評価し比較する，専門家が課題遂行の過程を
観察する，本人から課題遂行後に振り返ってもら
うという方法を利用して評価する．課題遂行時の
エラーについて評価する方法では，課題遂行時の
エラーに自発的に気づくか，どの程度エラーをす
るか，促しでエラーは改善するか，自覚的に代償
手段を利用しているかといったことを評価する．
加えて，心理学的な要因の評価には，パーソナリ
ティ検査や心理面接を行うことが有用であり，社
会環境的な要因を評価するには生育歴や家族歴，
職歴などの背景情報を確認することが必要である．

アウェアネスへのアプローチ

こうした評価を組み合わせることで，高次脳機
能障害のアウェアネスの問題を多角的に評価し，
個人に合わせたアプローチを考えることができ
る．アウェアネスへのアプローチでは，エビデン

スの認められる方法を使用することが大切であ
る．2009 年から 2014 年に行われた認知リハビリ
テーションに関する研究をまとめた Cicerone ら[6]
は，アウェアネスに効果がある認知リハビリテー
ションをいくつか紹介している．

1．言語とビデオを使用したフィードバックの利用

ガイドラインレベル（方法的に限界のある RCT
試験や適切に計画された前向きコホート研究，マ
ルチプルベースライン研究が行われている）とし
て推奨されているのは，言語とビデオを使用して
課題遂行に関するフィードバックを行うという方
法である[6]．ガイドラインレベルとして推奨され
る根拠となった Schmidt らの研究[7]では，食事準
備課題を実施し，課題実施の前後で課題の遂行に
ついての自己評価を行ったうえで，ビデオと言語
によるフィードバック実施条件，言語による
フィードバック実施条件，フィードバックなし条
件の比較を行った結果，ビデオと言語による
フィードバック実施条件（**図 3**）では，アウェアネ
スが高まり，エラー数の減少が認められている．
この研究では，課題の遂行に pause-prompt-

praise テクニックが使われている．Pause-prompt-praise テクニックとは，最初は誤りが生じても促しを与えずに自己修正する時間を取り（pause），間違いが続く場合には段階的に促しを与え（prompt），自発的に正しい行動ができたり誤りを修正できたりした場合にポジティブなフィードバックを行う（praise）という手順を繰り返す方法である．訓練を行う専門家は pause-prompt-praise テクニックを使って対象者を支援し，その過程をビデオに録画する．課題終了後に，対象者と一緒にビデオを見ながら誤りに気づくように言葉かけをし，できていた部分のフィードバックや必要な代償手段を提案するという振り返りを行う．そして最後に対象者は自分の課題遂行に対する自己評価を行う．このようにビデオを見ながら言語的なフィードバックを行うことで，より自分の問題を認識できるようになり，誤りも少なくなる．

2．包括的全人的神経心理学的リハビリテーション

オプションレベル（対照群のない臨床研究，適切な定量化や分析を行ったシングルケース研究も含む）では，包括的全人的神経心理学的リハビリテーションの一部であるグループベースの介入が機能的なアウェアネスの向上に有効であるとして推奨されている[6]．Lundqvist らが行ったグループ訓練プログラム[8]では，脳の構造や，脳損傷後の認知的，行動的，感情的な変化，セルフアウェアネスの段階，ストレスマネージメントについて学び，日常生活で生じる社会的，感情的な問題に焦点を当てた話し合いや，それぞれの障害に対するアウェアネスについての話し合いを行っている．その結果，グループへの参加者は，予測的アウェアネスが有意に改善し，問題が生じた時に必要な方略が取れるようになった．こうしたグループでの様々な活動や話し合いを通して，自分の問題だけでなく，他人の問題を見聞きし，ともに対処方法を考えるということが，高次脳機能障害者のアウェアネスへのアプローチには有用である．

アウェアネスへのアプローチの注意点

Toglia と Goverover[4]は，アウェアネスの介入方法として大切なことは，本人にとって親和性の高い課題，意義のある課題を使用すること，間違いに自分で気づかせること，フィードバック（ビデオ利用，言語）を行うこととしている．食事準備課題をする場合にも，普段パンは食べない人がハムチーズトーストを作る課題に取り組んでも，課題に取り組む意欲はわかない．そして，手帳を使う意義を感じなければ手帳を使うリハビリテーションはうまく進まない．また，できないことを人から指摘されることは心理的な痛みを伴うため心理的な防衛が働きやすく，怒りや悲嘆などの感情的な反応を引き起こし，かえってアウェアネスの獲得を妨げることもある．自分で問題に気がつけるような支援的な言葉かけを受けながら，生活に本当に必要な課題に取り組み，さらにビデオなどを見ながら自分の行動を振り返り，そこでも問題に自分で気がつけるような言葉かけを受けるという介入方法が，高次脳機能障害者のアウェアネスに対して実践的なアプローチとなる．

また，アウェアネスが改善されなくても行動上の改善は見られることを知っておくことも重要である．Schmidt らの研究[7]では，フィードバックは受けず pause-prompt-praise テクニックで支援を受けながら課題を実施しただけの対象者は，知的アウェアネスの改善は見られなかったにもかかわらず，エラー数が減少していた．こうした研究から，Cicerone らのエビデンスのある認知リハビリテーションに関するレビュー[6]でも，重度のアウェアネス障害がある高次脳機能障害者でも行動を改善することができるとして，重度のアウェアネス障害がある高次脳機能障害者には課題やスキルに特化した学習を行うことが推奨されている．

とりわけ意識する必要があることは，心理的な防衛反応である障害の否認（denial of disability）である．障害の否認には，神経心理学的な要因によるセルフアウェアネス障害とは異なる対応が必

要となる．障害への気づきのなさに直接向き合わせることは避け，できないことだけでなくできていることについても話し合い，自分の弱さや問題を共有できるような関係を築き，怒りや不安に本人が立ち向かえるように支援することが必要である[1]．そして，「高次脳機能障害者」としてではなく，障害が生じる以前から連続しているライフヒストリーを大切にし，1人の人間としての目標や夢，人生の意味について一緒に考えていくことが大切である．高次脳機能障害のアウェアネスに対しては，障害があることを単に指摘するのではなく，自分の障害に対して安心して向き合える環境を整え，自分の人生の目標や夢に向かって必要な行動を獲得していくための気づきを意識してアプローチすることが重要である．

文　献

1) Prigatano GP, Sherer M：Impaired self-awareness and denial during the postacute phases after moderate to severe traumatic brain injury. *Front Psychol*, 11：1569, 2020.

2) Crosson B, et al：Awareness and compensation in postacute head injury rehabilitation. *J Head Trauma Rehabil*, 4(3)：46-54, 1989.

3) Toglia J, Kirk U：Understanding awareness deficits following brain injury. *NeuroRehabilitation*, 15(1)：57-70, 2000.

4) Toglia J, Goverover Y：Revisiting the dynamic comprehensive model of self-awareness：a scoping review and thematic analysis of its impact 20 years later. *Neuropsychol Rehabil*, 32(8)：1-50, 2022.

5) Ownsworth T, et al：An integrated biopsychosocial approach to understanding awareness deficits in Alzheimer's disease and brain injury. *Neuropsychol Rehabil*, 16(4)：415-438, 2006.

6) Cicerone KD, et al：Evidence-based cognitive rehabilitation：systematic review of the literature from 2009 through 2014. *Arch Phys Med Rehabil*, 100(8)：1515-1533, 2019.
   Summary　エビデンスのある認知リハビリテーションについてレビューし，推奨できる高次脳機能障害への認知リハビリテーションを紹介している．

7) Schmidt J, et al：Video feedback on functional task performance improves self-awareness after traumatic brain injury：A randomized controlled trial. *Neurorehabil Neural Repair*, 27(4)：316-324, 2013.
   Summary　ランダム化比較試験によりビデオと言語的なフィードバックがセルフアウェアネスを改善することを実証している

8) Lundqvist A, et al：Improved self-awareness and coping strategies for patients with acquired brain injury—A group therapy programme. *Brain Inj*, 24(6)：823-832, 2010.
   Summary　高次脳機能障害者にグループ訓練を実施してセルフアウェアネスが改善したことを報告している．

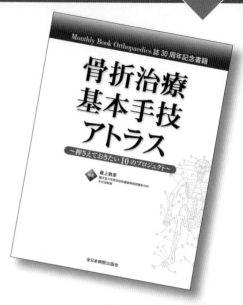
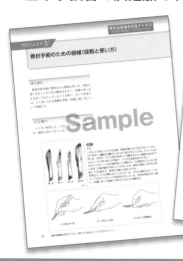
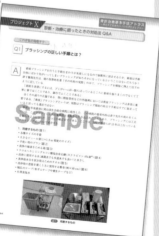

MB Med Reha **No.287**：35-40, 2023

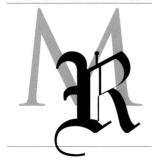

特集／高次脳機能障害と向き合う―子どもから高齢者まで―

高次脳機能障害者の家族を支える

野路井未穂*

Abstract　高次脳機能障害者を支える家族が支援を必要としていることは，多くの調査で明らかとなった．また，横浜市総合リハビリテーションセンターの調査で，原因疾患では頭部外傷，症状では記憶障害・社会的行動障害・病識欠如・抑うつがあると，家族だけでなく支援する側も支援の必要性を認識し，家族が支援者として成長していけるよう家族支援を実施していたが，当事者の通院に家族の同行が難しい場合，当事者や家族のニーズが曖昧になる可能性も示唆された．

当事者がリハビリテーションの目標を達成するためには，当事者と家族あるいは当事者の生活における重要な他者との協働が欠かせない．そのため支援する側には，当事者および家族と協働関係を構築・維持するための技術が求められる．

Key words　高次脳機能障害(higher brain dysfunction)，家族支援(family support)，協働(collaboration)，システムズアプローチ(systems approach)

はじめに

高次脳機能障害者の家族は，症状や対応のわかりづらさに加え，発症・受傷後の生活や関係性の変化などから，日々，多大なストレスにさらされている．最近では，活用できる社会資源に限りがあるため家族が当事者にかなりの高いレベルのインフォーマルケアを提供している[1]ことや，多くの認知機能障害を有するにしたがって家族の身体的・時間的および精神的負担度が大きくなる[2]ことが指摘されている．このような家族のための支援プログラムが複数開発された[3)~5)]が，いずれも集団での家族支援が多く，個別での家族支援に関する報告は少ない．

本稿では，在宅・社会復帰に必要な支援を行う地域のリハビリテーションセンターで，心理職が個別で実施している家族支援を，過去の報告やレビューを交えながら解説し，望まれる家族支援について検討する．

家族支援の実態

横浜市総合リハビリテーションセンターで実施した調査[6]を通して，家族支援を実施する割合の高い当事者の状態像，実際の支援内容，そして支援が行き届きにくい背景を検討する．

対象は，2016年4月～2017年3月までの期間，心理職が関与した高次脳機能障害者240名(平均年齢48±13歳)で，後方視的に家族支援実施群(114名)と非実施群(126名)の2群に分け，当事者の疾患および症状の割合を比較検討した．さらに，家族支援実施群の支援内容については，診療記録をもとに，障害理解の促進のための心理教育，対処方法のコーチング・環境調整の助言，社会資源の活用に関する助言，家族自身の心理ケア(カウンセリング)の4つに分類し，それぞれの実施割合を示した．なお，非実施群については，家

* Miho NOJII，〒222-0035　神奈川県横浜市港北区鳥山町1770　横浜市総合リハビリテーションセンター，心理士

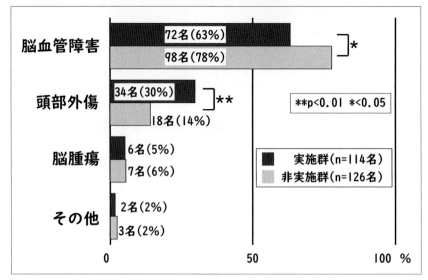

図1. 疾患と家族支援の実施の有無

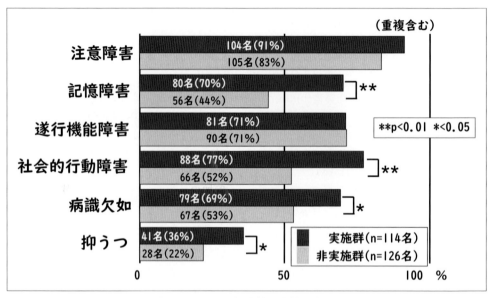

図2. 症状と家族支援の実施の有無

族支援を実施しなかった背景を調査した.

1. 当事者の状態像

図1に, 疾患と家族支援の実施の有無を示す. 脳血管障害の場合, 家族支援を実施しなかった群の割合が高い傾向にあった(p＜0.05)のに対し, 頭部外傷の場合は家族支援を実施した群の割合が有意に高かった(p＜0.01). 続いて図2に, 症状と家族支援の実施の有無を示す. 記憶障害, 社会的行動障害は家族支援を実施した群の割合が有意に高く(p＜0.01), 病識欠如, そして抑うつにおいても, 有意差が認められた(p＜0.05).

先行研究で, 頭部外傷は, 前頭葉・側頭葉が損傷されやすいために, うつ, 易怒性, 自発性低下などの社会的行動障害が表れやすく, 中でも行動と感情の障害が当時者のQOLを下げ, その家族の介護負担感を重くする最大の要因となる[7]ことが指摘されている. また, 別の調査では, 対象者964例中ほぼ全例に, 記憶, 易怒性, 注意, 遂行機能, 感情面のコントロール, 自発性, 対人関係, 病識のいずれかの障害があり, 上記症状のいずれもが介護負担感と正の相関を示し, 特に病識の低下および対人関係のトラブルは介護負担感と強い

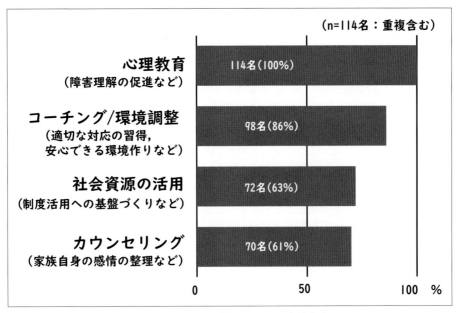

図 3. 家族支援実施群における実施内容

相関があった[8]ことが報告されている．このことから，当事者の原因疾患が頭部外傷であったり，症状として記憶障害・社会的行動障害・病識欠如・抑うつを有していたりすると，家族だけでなく支援する側も家族支援が必要と認識していることがわかる．

2．支援内容

図3に家族支援実施群に実施した支援内容の割合を示す．障害理解の促進のための心理教育を全家族に，そして対処方法のコーチング・環境調整の助言，社会資源の活用に関する助言，家族自身の心理ケア（カウンセリング）は6割以上の家族に実施していた．阿部[9]は，家族が支援者として成長していけるよう働きかけるポイントとして，「① 家族の辛さや訴えを共感的に聴くことで家族のストレスを軽減する，② 家族が後遺症に対する知識を得ることができるように教育する，③ 後遺症に対してどのように対処したら良いか，脳外傷とうまくつきあっていけるようにコーチする，④ 社会資源の上手な活用方法をアドバイスする，⑤ 現場に出向いて本人を取り巻く支援構造を作る」を挙げている．個別での家族支援においても，上記5つのポイントのうち4つを実施していたことから，家族が支援者として成長していけるよう意識して支援していると言える．

3．非実施群の背景

非実施群の背景は，「単身生活者」が41名と最も多く，続いて「家族自身が就労や育児で余裕がない」が24名，「関係が不良・疎遠」が23名，「社会参加の目途あり」が22名，「家族が高齢」が16名であった．非実施群の中に，身体的・時間的および精神的負担感から受診同行に至らなかった家族が含まれている可能性が考えられ，当事者の定期通院に家族の同行が難しい場合，当事者や家族のニーズが曖昧になりやすいことが示唆された．

医療期で当事者や家族がどのようにサポートを受けながら退院に臨むかは，大きな課題である．医療機関での直接的な支援だけでなく，退院を控えた当事者や家族が，同じ大変さを抱えて過ごしてきた当事者や家族と出会う機会を地域の支援機関と協働で設定していくことが必要である[2]．また，在宅・社会復帰が達成され，リハビリテーションが終結したように見受けられても，それはゴールではなく，外的要因によって容易に破綻することもある．可能な限り，家族を含む長期的な支援の枠組みや，すぐにアクセスできるような受け皿側の体制の整備が望まれる[10]．

家族との協働

　家族が支援者として成長していけるよう働きかける理由は、家族が当事者の変化に関する情報提供者であり、当事者の日常生活での支障を軽減する介入者でもあるからである。そのような家族と協働できると、当事者の症状の適切なアセスメントおよび目標設定が可能となる。すなわち、リハビリテーションにおける目標達成には、当事者と家族あるいは当事者の生活における重要な他者との協働が重要である[11]。

　しかしながら、実際に家族支援をしていると、心理教育や助言が家族に「うまくできない自分が悪い」「今日も当事者に腹を立ててしまった」と自責感情を抱かせてしまうことがある。あるいは、家族自身の心理ケアを目的とした面接の提案に、家族から「支援が必要なのは、わたしでなく本人です。本人のリハビリをしてください」と言われることもある。いずれも、長期的な視点で考えると家族の負担感につながりかねない対応と言える。それでは、どのように家族と協働できると良いのだろうか。以下に、心理療法の1つであり、協働を促すうえで有用なシステムズアプローチを参考に、筆者が日々の臨床で意識しているポイントを紹介する。

1．円環的思考で考える

　まず、システムとは「部分と部分が相互作用している全体」、あるいは「その相互作用の在り方（連鎖・パターン・ルール）」のことであると理解する。全体は部分に影響を与え、部分は全体に影響を与える。このような物の見方を円環的思考と呼ぶ[12]。さらに詳しく述べると、「事象Aは事象Bの原因である（事象Bは事象Aの結果である）」というように矢印が一方通行の考え方を直線的思考というのに対し、「事象Aは事象Bの原因でもあり、結果でもある（事象Bは事象Aの原因でもあり、結果でもある）」というように、「様々な見方が存在する」と考えることを円環的思考という。円環的思考は、答えが1つでない分、曖昧さに対す

る耐性が求められるが、習慣化することで誰の言い分にも、一分の理がある・状況は連続体であると受け取れるようになり、他者と対立関係に陥るのを防ぐことができる[12)~14)]。

　たとえば、家族から「事故後、夫（当事者）は怒りっぽくなりました。先日も、病院で30分ほど待っただけで、『予約したのにまだ呼ばれないとは、どういうことだ』と、怒り出してしまいました。事故前は、相手を思いやれる人だったのに」と相談されたとする。直線的思考では、「待てないのが症状のため、朝1番の予約を取るのはどうでしょうか？」と、原因を1つにしぼり対応していくのに対し、円環的思考では「その日の朝はどうだったのか」「怒らないでいられる場面はあるのか」などと、複数の問いを立てて対応していく。どちらの対応も間違ってはいないが、筆者が後者で対応したところ、家族から「確かに、わたしが（心理担当者と）話している間、夫はいつも文句を言わずに待っていてくれます。夫が怒った日、わたしは仕事の合間をぬって受診同行したため、受診後にまた仕事に戻る必要がありました。夫は、そういったわたしの焦る気持ちを汲み取ってくれたのかもしれません」といった発言が聞かれ、最終的には、家族自らの力で「当事者と家族が良好な関係を保つための思考」に至れていた。

2．フレームを知る

　「状況は連続体である」と受け取れるようになると、どの部分を切り取るかによって、状況の意味づけの仕方が変わってくると気づけるようになる[12)~14)]。前述した家族を例にすると、家族は当初、「病院で夫が怒った」という状況を「高次脳機能障害により怒りっぽくなった夫」と意味づけしていたが、話していく中で「自分に対する思いやりから怒った夫」「相手を思いやる性格は、今も変わらない」に意味づけが変化していったことがわかる（**図4**）[14]。この意味づけの仕方を、システムズアプローチでは「フレーム」と呼び、協働を促すうえでは、このフレームを知る姿勢が役立つ。

　なお、「フレームを知る」のフレームには、相手

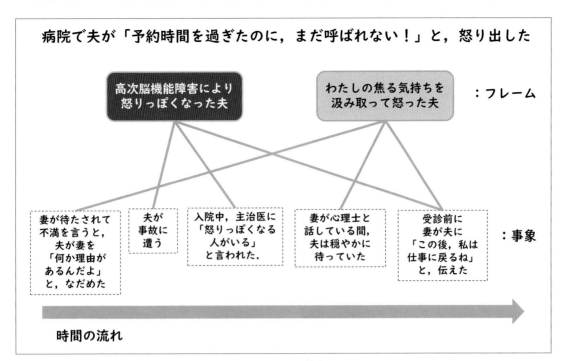

病院で夫が「予約時間を過ぎたのに，まだ呼ばれない！」と，怒り出した

高次脳機能障害により
怒りっぽくなった夫

わたしの焦る気持ちを
汲み取って怒った夫

：フレーム

妻が待たされて
不満を言うと，
夫が妻を
「何か理由が
あるんだよ」
と，なだめた

夫が
事故に
遭う

入院中，主治医に
「怒りっぽくなる
人がいる」
と言われた．

妻が心理士と
話している間，
夫は穏やかに
待っていた

受診前に
妻が夫に
「この後，私は
仕事に戻るね」
と，伝えた

：事象

時間の流れ

図 4. フレームを知る

（文献 14 を参考に作成）

のフレームだけでなく，自己のフレームも含まれている．筆者の場合，心理職が高次脳機能障害のリハビリテーション領域であまり聞き慣れない職種であるため，初回面接時に心理面接で実施する内容を丁寧に説明するようにしている（心理面接や心理職に関するフレームの共有）．その上で，家族のニーズを聞き取っていくのだが，それでもなお，家族のニーズの中には，心理職にとって専門外である内容が含まれてくる．この専門外のニーズに気づき，適切な支援先につなげられないでいると，協働が困難となるため注意が必要である．たとえば，記憶障害が顕著で代償手段が未定着の当事者家族から「主人（当事者）には，来月中に復職してもらいたいと思っています．以前の部署に戻るので，記憶障害があっても大丈夫です」といったニーズが聞かれた場合，「今のご主人には，会議の内容を覚えておいたり，予定を自分で管理したりすることは難しいと思います」「記録に残す習慣が身についていないため，自宅でも，記録に残す練習をするのはどうでしょうか？」と対応することが，比較的多いのではないだろうか．対応する側に「自己の役割は，心理教育や対応法の助

言をすること」といったフレームがある場合，上記は適切な対応であるが，残念ながら家族にとってはニーズに合った対応であると言い難い．

ここで一旦，自己のフレームから離れ，「この状況に対する家族のフレーム」を想像しながら対応するとどうなるだろうか．実際に筆者が家族に，「記憶障害のあるご主人が家にいらっしゃると，大変ですか？」と質問したところ，家族から「いいえ，主人は積極的に家事を手伝ってくれるため，家にいてくれると助かります．でも，主人が復職してくれないと，大学生の子どもの学費が払えません．子どもに不憫な思いをさせたくないです」といった新たな情報が得られた．そのため，経済的な不安を解消できる社会資源がないかを模索すべく，ソーシャルワーカーにつなげた結果，最終的に当事者は休職期間満期までリハビリテーションを受け復職となった．つまり，この時点での家族のニーズは，高次脳機能障害に関する心理教育でも対応法の助言でもなく，ソーシャルワーカーによる支援にあったと言える．

「フレームを知る」には，相手の状況に対する意味づけを理解するだけでなく，対応する側自身の

状況に対する意味づけを理解することも含まれている．相手が相手のフレームを通して状況を認識しているように，対応する側も個人的なフレームを通して，状況を認識していることを忘れてはならない．対応する側が無自覚のまま特定の価値観に縛られていると，相手と同調し過ぎるか，逆に大きな反発を受けることになり，知らず知らずに相手のフレームに引き込まれた状態に陥る[12][13]．そのため，多くのフレームを持っていることが望ましいが，まずは自己がどういったフレームで状況を認識しやすいのかに気づくだけでも，他者との関係は大きく変わってくる．なお，対応する側と家族の関係が変わると，家族と当事者の関係にも変化が見られるようになる．すなわち，当事者と家族が協働するための家族支援とは，当事者，家族さらには対応する側のフレームを知ることから始まると言えるかもしれない．

おわりに

地域のリハビリテーションセンターの心理職が個別面接で実施している家族支援の実態，さらには協働関係を構築・維持する上でのポイントを，誌面の許す範囲で述べた．高次脳機能障害支援モデル事業を通して，高次脳機能障害者を支える家族の負担感が再認識されたが，20年近く経った現在もなお，支援が十分に行き届いているとは言い難い．医療かつ個別での家族支援では，できることに限りがあるものの，家族のニーズに対し敏感であり続けると同時に，積極的に外部の社会資源や専門家につなげる・連携する必要があると考えている．

文 献

1) Griffin AM, et al：The invisible side of war：families caring for US service members with traumatic brain injuries and polytrauma. *J Head Trauma Rehabil*, 27(1)：3-13, 2012.
2) 片桐伯真ほか：2017年度〜2019年度自賠責運用益拠出事業 家族・当事者が支援される人から支援できる人に育っていくための研究，2019.
3) 四ノ宮恵美子ほか：高次脳機能障害のある患者の家族支援—家族学習会の実践報告とその課題—．国立身障者リハセンター研紀，28：9-17, 2007.
4) Rivera PA, et al：Problem solving training for family caregivers of persons with traumatic brain injuries：a randomized controlled trial. *Arch of Phys Med Rehabil*, 89：931-994, 2008.
5) 上田幸彦：高次脳機能障害者の家族への支援—認知行動療法的グループカウンセリングのこころみ—．沖縄国際大学人間福祉研究，7(1)：1-11, 2009.
6) 野路井未穂ほか：高次脳機能障害者の個別面接による家族支援．高次脳機能研，39(1)：59, 2019.
7) 渡邉 修：外傷性脳損傷者・家族のメンタル支援．*Jpn J Rehabil Med*, 54(6)：410-415, 2017.
8) 渡邉 修：高次脳機能障害のある方のご家族への「介護負担感」に関する実態調査報告書．NPO法人東京高次脳機能障害協議会，2018.
〔http://www.brain-tkk.com/index/show_board.php?boardAct=view&readNum=208〕(2022年11月29日アクセス)
9) 阿部順子：当事者・家族との専門家の役割．大曽根寛編，現代の福祉政策—担い手の役割と責任—，109-122, 放送大学教育振興会，2010.
Summary 当事者団体である脳外傷友の会設立の経緯，そして当事者・家族と専門家の協働のあり方について書かれている．
10) 緑川 晶：本人・家族の心理．総合リハビリテーション，48(8)：727-731, 2020.
11) Sohlberg MM, Mateer CA(著)，尾関 誠，上田幸彦(監訳)：家族との協働，高次脳機能障害のための認知リハビリテーション—統合的な神経心理学的アプローチ—，337-354, 共同医書出版社，2012.
12) 東 豊：システムズアプローチ．臨床精神医学，41(増刊)：163-167, 2012.
13) 東 豊：リフレーミングの秘訣，日本評論社，2013.
14) 田中 究：心理支援のための臨床コラボレーション入門—システムズアプローチ，ナラティヴ・セラピー，ブリーフセラピーの基礎—，遠見書房，2021.
Summary 個人と個人の間，関係，コミュニケーション，対話に焦点を当てたインターパーソナルなアプローチについて，基礎から応用まで学ぶことができる．

運動器臨床解剖学

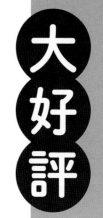

大好評

― チーム秋田の「メゾ解剖学」基本講座 ―

編集 東京医科歯科大学
秋田恵一 二村昭元

2020 年 5 月発行　B5 判　186 頁
定価 5,940 円 (本体 5,400 円＋税)

マクロよりも詳しく、ミクロよりもわかりやすく！
「関節鏡視下手術時代に必要なメゾ (中間の) 解剖学」

肩、肘、手、股、膝、足を中心に、今までの解剖学の「通説」を覆す新しい知見をまとめた本書。
解剖学を学ぶ方のみならず、運動器を扱うすべての方必読です‼

詳しくはこちら！

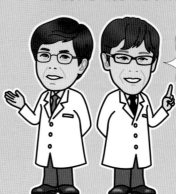

難しすぎずに、
今より理解が
深まります！

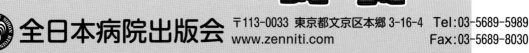

全日本病院出版会　〒113-0033 東京都文京区本郷 3-16-4　Tel:03-5689-5989
www.zenniti.com　Fax:03-5689-8030

MB Med Reha **No.287**：42-47, 2023

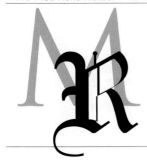

特集／高次脳機能障害と向き合う─子どもから高齢者まで─

高次脳機能障害を「知る・気づく」から未来を育む

野々垣睦美*

Abstract 高次脳機能障害とはどのようなもので今後の生活にどう影響するのか，退院する段階で理解することは難しい．この先の社会復帰に向けたプランを提示しどこへ相談に行けば良いのかあらかじめ示すことが重要である．訓練が終了になったから地域の施設へ通うのではなく，より社会に近い場所で実用的な訓練をしていく次のステージに進んでいるという捉え方ができるよう説明の工夫が必要となる．

高次脳機能障害者が自分の障害を理解し対応方法（代償手段）を身につけるためには，活動の中の実体験を通して自分の障害を知り，気づくという一連の流れを繰り返すことで獲得される．また，自分のことを相手に伝えるという経験は自分に対する理解をより深めると同時に，のちの就労において仕事を円滑に進めるための力となる．

社会参加においては支援者が理想とする障害者の生活に本人を当てはめようとするのではなく，本人の望む生活から社会とのつながりを作り出すための支援を展開していく．

Key words 高次脳機能障害（cognitive dysfunction/higher brain dysfunction），社会参加（community integration），就労支援（employment support），自己認識（self-awareness）

はじめに

高次脳機能障害者の社会参加や就労支援を考える時，まず最初にその方が生活する地域の社会資源（制度や通所できる事業所など）について調べ，必要に応じて関係機関との調整をしていくのが一般的である．ただ，実際に利用できる社会資源があったとしても，本人が希望している生活に近い状況を設定できるのか悩むことも多い．では，本人は何を望んでいるのか？　以前，外来に通っている方と話をした時に「作業所を紹介されたけどそもそも自分は障害者なのか」「けが（病気）してからずっと病院だったのに自分が何をしたいかなんてわからない」「高次脳機能障害と診断されたけどそれって治るの」など，自分の状態を理解できな

いまま病院を退院している現状を知ることになった．支援者はそれまでの経験から退院後の生活をイメージしやすいが，本人・家族にとっては未知の領域であり「こんな生活がしたい」と言える状況には至っていない可能性を，支援者は常に意識することが大切だと感じた．

本稿ではクラブハウスすてっぷなな（以下，事業所）で実施している社会参加支援・就労支援について地域での取り組みを紹介する．

当事業所の歩みと事業紹介

病院を退院した後，地域で孤立せず，自分の障害と向き合いながら次のステップに挑戦できる場所があれば，と考え，2004年に若年の高次脳機能障害者を対象とした地域作業所（現：地域活動支

* Mutsumi NONOGAKI, 〒224-0041 神奈川県横浜市都筑区仲町台5-25 ハスミドミトリー 003号　クラブハウスすてっぷなな，統括所長

援センター)を開設した．開設にあたっては NPO 法人脳外傷友の会ナナ(現：NPO 法人高次脳機能障害友の会ナナ)から地域で生活している中で困ることや必要な支援についての助言を受け，運営の方向性を検討する材料としていった．筆者が病院勤務の時に想像していた生活上の課題をはるかに上回る，より複雑で幅広い困りごとがあり，当事業所だけでは解決できない問題が山積していることに気づかされることになった．

また，活動を続けていく中で，「本人と家族が考える将来の希望が全く異なる」場面が見受けられるようになる．就労について大きく意見が分かれることは少ないが，生活拠点については，親亡き後の心配をしてグループホームを希望する家族と，1 人暮らしがしたい本人という相容れない構図になることも少なくなかった．家族から当事業所へグループホーム設立を求める声もある中で，本人の希望を叶えるためにできる支援はないかを探り，2010 年に横浜市障害者自立生活アシスタント事業を開始した．

1．地域活動支援センター(以下，作業所)

将来働くことを希望する，おおむね 40 歳までの高次脳機能障害者を対象とした通所施設である．利用者の多くは受傷・発症から半年程度が経過しており，障害者手帳申請のタイミングで通所を開始する場合が多い．一般的な通所施設は工賃作業が中心であり，毎日決まった作業を続けて実施しているが，当作業所では様々な作業を通して自分の得意なこと，苦手なことを知り，どのような代償手段を利用して補っていくのか実際に体験することに重きを置いている．また，高次脳機能障害の症状の中で長期にわたり影響が見られるものに易疲労があり，作業中に休憩を入れるタイミングを確認しながら活動をすすめている．

2．横浜市障害者自立生活アシスタント事業 (以下，アシスタント)

障害のある単身生活者などを対象に障害特性を踏まえた生活力・社会適応力を高めるための支援を行い地域生活の維持を目標とした事業である．

本人が実際に生活している場所での支援であり，生活上の困りごとから障害をアセスメントし，どのようにすればうまくできるようになるのかという環境設定や助言を通して関わっていく．支援の範囲は生活全般であり，衣食住，健康管理，消費生活，余暇活動，対人関係，職場・通所先との連絡調整など多岐にわたる．本人ができることを増やすと同時に，難しい部分については社会資源につながるようサポートしていく．利用者の多くは回復期リハビリテーション病院を退院するタイミングで相談がある一方，すでに地域で生活している高次脳機能障害者が様々なトラブルを抱え，支援者から相談が入る場合もある．

病院から地域へ

入院〜退院までの間に本人・家族に対し高次脳機能障害の説明を繰り返し行っていても，内容を理解できない(受け入れられない)まま病院を離れるケースが多い．病院でどのような説明を受けたのかを本人・家族に確認しても「就職は難しいと言われた」「これ以上の回復は望めないから訓練は終了になった」などの大雑把な内容把握に留まっている．また，この先どのように社会復帰をしていくのかの見通しを持っているケースはごくわずかである．本人・家族に「病院から見捨てられた」という思いを抱かせないためにも，社会復帰に向けたプランを提示し，どこへ相談に行けば良いのかをあらかじめ示すことが重要である．訓練が終了になったから地域の施設に通うのではなく，より社会に近い場所で実用的な訓練を続けることが今後の生活にとって大切であり，リハビリテーションの段階が 1 つ進んだ，という捉え方ができるよう説明の工夫が必要である．

就労支援

1．作業活動と代償手段

当作業所では活動の中から自分のことを知り，体験から気づきを促すことに着目して作業を組み立てている．作業自体はその時々で異なるが，そ

の1例として犬用クッキーの製造・販売を紹介する．レシピは市販の本をアレンジしたものだが，手順書は利用者が作成している．どのように記載すれば皆にわかりやすく，ミスを防げるのかを考えてもらうと同時に，失語症があり文字が読めない人にはどうやって伝えるのかなど，高次脳機能障害の様々な症状について知る機会としている．クッキー作りのほかに在庫管理や材料の買い出し，納品書の作成，販売ルート開拓のための営業活動などの幅広い作業を通じて自分の得意なことや苦手なことに気づき，支援者と共有することで，本人に合わせた代償手段を検討し実際に使ってみるところまでを体験してもらうようにしている．代償手段が定着するまでには繰り返し練習して習慣づけることが必要になるが，本人が自分の障害に気づいていないと導入の段階で拒否されることもある．その場合は作業活動の中で本人が苦手とすることをあえて組み込み，困っているタイミングで代償手段を提示し「使ってみたら便利だった」という経験を増やすよう支援している．

2．就労に向けての目標設定

就労を目標にする方の通所施設であるが，利用を開始する時期には「具体的にどのように働きたいのか」「現実的にできる仕事は何か」「実際に稼がなければいけない金額はどの程度か」などを考えることができる段階にはない．まずは自分の特性を知り，そこから目標設定をしていくことになる．

入院や家での生活に慣れてしまうと自分から周囲に働きかけるという行動をする必要がなくなってしまう場合も多い．医療者や家族は常に本人を気遣い先回りして動いてくれるため受け身的な態度が身についてしまうのである．一方，職場では自分から行動することが求められており，作業活動の中で「報告・連絡・相談・確認」が自ら行えるよう場面設定をしている．支援者からの積極的な声かけではなく，本人が自発的に動くタイミングを待ち，その場でフィードバックすることを繰り返し，自分から動く経験を定着させていく．

通所を始めて早々に見られる症状の1つに易疲労がある．公共交通機関を利用しての移動や活動時間の延長に伴い疲労が蓄積し，生活リズムに影響を与えることもある．ただ，本人は疲労についての認識ができず悪循環に陥りやすい．認識を促す方法として時間帯ごとの作業ミス発生数の比較や遅刻の回数など，目に見える形で提示するとともに，休憩を入れることや通所回数を減らすことでの変化を伝えていく．

このような活動から本人が自分の特性に気づいた段階で，現実的な職業選択の材料を揃えていく．この時期になると障害年金などの経済的な枠組みが明確となり，生活費が不足する分を仕事で補うなどの具体的な働き方を検討することが可能である．就労支援を考える時，フルタイムの正社員を目指すだけではなく，週〇回のアルバイトという選択肢も視野に入れていく．

3．ミニレクチャーと話し合い（図1）

就労を目指すために必要な情報や制度を簡単に説明することで，今すべきことは何かを共有する時間を設けている．就労に対する焦りから現状への不満を募らせるケースもあるが，就労に向けて必要な準備を伝え目標の再確認をするためにミニレクチャーを取り入れている．図1は離職について障害理解の側面から解説したものである．本人と会社双方が障害を理解していないことにより対応方法を誤り仕事上のミスが発生→負の感情が生じるというもので，この状況が起こる背景にどのようなものがあるのか，解決するためにはどうすれば良いのか利用者同士で話し合い，様々な意見を聞く練習としても活用している．会社の人は高次脳機能障害の専門家ではないため，自分で障害について相手に伝える必要があることや，苦手な仕事が割り振られた時に「どこまでなら」「このような配慮があれば」と伝えることの大切さに気づけるよう支援している．

4．自分のことを相手に伝える体験（図2，3）

自分の特性や考えを相手に伝える実践の場として作業療法学生との関わりや講義，研修会での体験談発表などを行っている．あらかじめ伝えたい

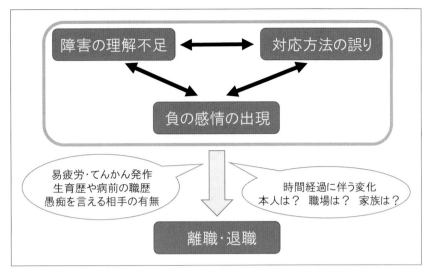

図 1. 離職の要因
※ミニレクチャー例

障害の理解不足 ⟷ 対応方法の誤り

負の感情の出現

易疲労・てんかん発作
生育歴や病前の職歴
愚痴を言える相手の有無

時間経過に伴う変化
本人は？ 職場は？ 家族は？

離職・退職

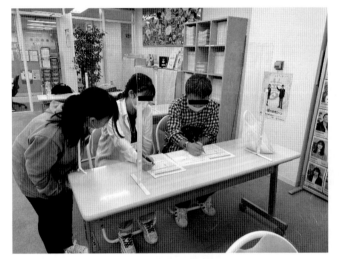

図 2. 学生との面接

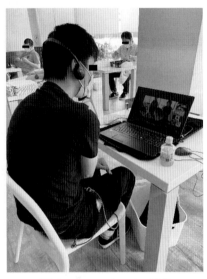

図 3. オンラインでの講義

内容を文章化することで自分の考えていることを整理し，どのように話せば伝わりやすいのかを支援者と検討する．記憶障害や遂行機能障害があると話をまとめることが難しく，質問への適切な回答が得られにくいということを本人も参加者も経験を通して知ることができる．Covid-19の影響からオンラインでの研修が増えたことや，学生が臨床実習に行けないという背景からこの活動を取り入れることになったが，結果的には本人が自分の障害への気づきを深めるきっかけとなった．今後どのように継続できるのか模索していきたい．

社会参加支援

1．障害者同士での活動（図 4）

高次脳機能障害者の中には自分が障害者であることを認めたくない，という気持ちが強い場合もある．障害者であることを無理に受け入れる必要はないが，就職の際に障害者雇用枠という選択肢を増やすことができるというメリットを本人には説明している．当事業所には高次脳機能障害という限られた障害の方しか通所していないが，実際の障害者雇用では様々な障害の人と一緒に働くことになるため，近隣の通所施設と一緒に活動する時間を作り，障害について知る機会を得ている．

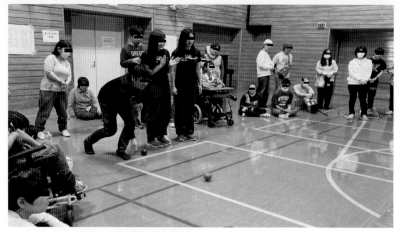

図 4. 障害のある方との交流

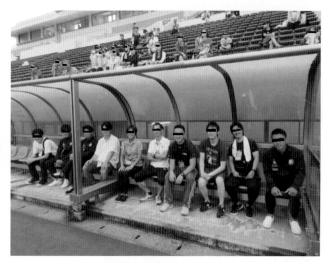

図 5. 地域の方との活動

交流はボッチャ大会などのレクリエーションのほか，工賃作業を一緒の空間で行い他の障害の方と接することに慣れるという目的がある．

2．地域の方との活動（図 5）

受傷・発症を機にそれまでの交友関係が途切れ，日常的に接するのは家族・支援者・障害者のみという生活環境になってしまうことも多い．本人たちと話をする中で繰り返し出てくるものの 1 つに「普通の人と知り合いたい/一緒に活動したい」という気持ちがある．出会いを求めてマッチングアプリを始めて詐欺被害にあったというケースもあるが，対人の幅を広げたいという意味では共通している．

作業活動の中に彼らがイメージする普通の人を取り込むにはどうすれば良いのか試行錯誤し，近

隣の商業振興会とプロサッカーチームから協力を得て，試合の際に運営ボランティアとして手荷物検査や検温，椅子拭きなどを一緒に行うようになった．この場面ではサッカー好きの地域の方と同じ立場で活動に参加し，障害者としてではなく一個人として役割を担う経験ができる．また，当日の作業指示は支援者ではなくサッカーチームの運営者から直接説明を受けることになり，緊張感を持ちながら聞き落としがないようメモを取るなど，実際場面で代償手段を使うきっかけにもなっている．

3．支援者がイメージしている社会参加につながらないケース

病院を退院する時に，支援者は社会参加の一環として通所を紹介することが多い．しかし，すべてのケースが通所を希望するわけではなく，実際に通ってみたがすぐに辞めてしまったということも見受けられる．辞めた理由によっては他の通所先を探さなければならないが，社会参加イコール通所ではなく，「本人がどのような生活を希望しているのか」を中心に社会との接点を探していく方法もある．アシスタントが関わる支援では就労も通所もしていないというケースは珍しくない．ある人は「この家で犬と一緒に暮らしていきたい」と言い，通所せずに犬中心の生活を送っている．散歩途中に会う犬仲間や動物病院，トリミングのスタッフと会話を楽しんでいる場面を見かけることもあった．犬の食事を購入するために近くの

スーパーまで買い物に出かけるなど，家の中に閉じこもることなく生活できることもわかった．また，体調不良で散歩に行かなかった時に犬仲間が自宅まで様子を見に来てくれたりと，地域コミュニティの一員として生活している様子が窺えた．社会参加を考える時には，支援者の理想とする障害者の生活に当てはめようとせず，本人の意思を尊重した支援を展開していくことを心がける．

おわりに

「知る・気づく」から未来を育む支援，というテーマで本稿を執筆した．これは当事業所のミッションであり，本人と支援者へのメッセージでもある．

本人に向けては，自分の特性を知り，様々な体験から「そうだったんだ」という気づきを増やし，そこで蓄えた力で未来を育んで欲しいと切に願っている．受傷・発症前の生活に戻ることだけを目標にするのではなく，今の自分の力で新しい人生を歩むという選択肢を持てるよう活動への参加を続けてもらいたい．

支援者に向けては，障害からもたらされる生活上での課題を知り，本人の望む生活に気づき，本人と一緒に未来を育てていくという視点を持ち続けて欲しいと感じている．本人の望む生活を，と言うのは簡単だが，その希望は多岐にわたっており福祉の枠組みや制度では対応できないものが多く存在する．また，支援者が思い描いている理想の生活を本人に押しつけ，そこに当てはまらない人を「困難事例」として扱っていないか，常に振り返る習慣を身につける必要がある．生活の主体者は本人であり支援者ではない．本人がどのように生きていくのかを一緒に考え支援できる仲間を増やしていきたい．

高次脳機能障害になったから未来をあきらめるのではなく，新たな希望を一緒に育める支援が地域の中で求められている．

ストレスチェック時代の

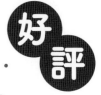

睡眠・生活リズム
改善 実践マニュアル
―睡眠は健康寿命延伸へのパスポート―

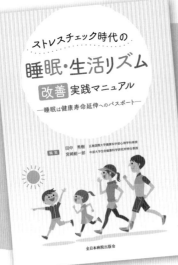

編集　田中　秀樹　広島国際大学健康科学部心理学科教授
　　　　宮崎総一郎　中部大学生命健康科学研究所特任教授

2020年5月発行　B5判 168頁
定価3,630円（本体3,300円＋税）

睡眠に問題のある患者さんに、どのように指導・説明し、生活習慣やストレスを改善するのか？
子どもから高齢者まで誰にでも実践できる
睡眠指導のノウハウをこの一冊に凝縮しました！

CONTENTS

I ストレスチェック時代の睡眠・生活リズム改善の必要性
　1. 睡眠・生活リズム改善の重要性
　2. 睡眠・生活リズム改善のための睡眠関連知識の必要性
　3. ストレスチェックの運用と課題

II 睡眠・生体リズムの理解と評価
　1. 睡眠と生体リズム
　2. 適切な睡眠時間とは
　3. 睡眠の評価
　　コラム 睡眠健康指導前後での，眠気尺度（ESS）と
　　　　　　アテネ不眠尺度（AIS）の応用例
　4. 知っておくと良い睡眠障害

III 睡眠・生活リズムからアプローチする心身健康，能力発揮
　1. 睡眠マネジメント，生活リズム健康法
　2. 職種に応じた睡眠・生活リズム健康法

巻末 睡眠・生活リズム健康法で活用する資料集

本書巻末に
実際に使用している
資料を掲載！

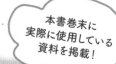

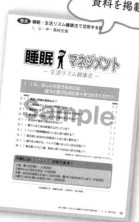

 全日本病院出版会　〒113-0033 東京都文京区本郷 3-16-4　Tel:03-5689-5989
www.zenniti.com　　　　　　　　　　　　　　　　　　　Fax:03-5689-8030

MB Med Reha **No.287**：49-55, 2023

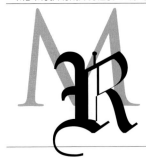

特集／高次脳機能障害と向き合う─子どもから高齢者まで─

ICT を活用した認知機能の評価と
トレーニングによる認知症予防の取り組み

河越眞介*

Abstract 我が国において 2018（平成 30）年の段階で認知症の人の数は 500 万人を超え 65 歳以上の高齢者の 7 人に 1 人が認知症と見込まれている．このように認知症は国家戦略として取り組むべき疾患となっており，認知症の人が自分らしく暮らし続けることができる社会作りや早期発見，早期予防が重要な課題となった．そこで，軽度認知障害（MCI）の段階で，短時間で侵襲性の低い簡便なスクリーニングを行うことを目的にしたプログラムをベースに認知機能の評価とトレーニングができる ICT ツール CogEvo®（コグエボ）を開発した．

本稿では，その開発の経緯と非専門職や本人が生活の場で継続的に取り組めるための技術や創意工夫，そして複数の臨床研究結果からわかる認知症のゼロ次予防から三次予防における有用性，そして医療，介護，自治体，などで行われている様々な取り組み，実践していくための今後の課題について述べる．

Key words 認知機能（cognitive function），認知症予防（prevention of dementia），認知症の早期発見（early detection of dementia），脳トレ（brain training），脳体力トレーナー CogEvo®（brain fitness trainer CogEvo）

はじめに

厚生労働省は 2015 年に関係省庁とともに策定した「認知症施策推進総合戦略」（新オレンジプラン）において，団塊の世代が 75 歳以上になる 2025 年には，我が国の認知症高齢者の数は約 700 万人となり，65 歳以上の高齢者の 5 人に 1 人に達する見込みと報じ，認知症は我が国の重要課題となった．そして，2018 年の認知症施策推進関係閣僚会議においてはこれまで「共生」を中心にした認知症施策に新たに「予防」を加えて車の両輪として取り組むことが提起された．

一方で，世界各国で認知症予防に関する様々な研究が行われており，現時点において認知症の発症を完全に防ぐための方法は確立されていないが「発症を遅らせる」または「進行を緩やかにする」方

策に関して様々な知見が集積されており，2019 年には WHO（世界保健機関）から「risk reduction of cognitive decline and dementia」が発表された．我が国においても，新たな「予防」に対する認知症施策に向けた官民協働での取り組みがはじまり，認知症対策官民イノベーション実証基盤整備事業として，国立長寿医療研究センターを中心に複数のフィールドで，日本医療研究開発機構（AMED）の認知症対策官民イノベーション実証基盤整備事業として介入プログラム（J-MINT 研究）の効果検証を目的とした大規模実証が行われている[1]．

このように認知症予防の施策が進む中で，様々なソリューションやサービスが開発されているが，エビデンスを取得するにあたり，「生活の質やウェルビーイング」の評価指標と手法を見出していくことや，「認知機能」の評価指標と手法につい

* Shinsuke KAWAGOE，〒 650-0046 兵庫県神戸市中央区港島中町 4-1-1　株式会社トータルブレインケア，代表取締役社長

ては，神経心理の分野における科学的側面からも十分に整理し確立していくことが課題となっている[2].

開発の経緯と特徴

認知症は，そのすべてが突然発症するのではなく，脳内に変化が見られるが症状のない無症候期（プレクリニカル期）があり，認知症とまではいかないが認知機能の軽度な障害がある軽度認知障害（mild cognitive impairment；MCI）の時期を経て発症するとされている.

認知症の診断のために医療現場で行われている神経心理学的な認知機能検査は，人や時間などのコストがかかり，今後さらに増加する高齢者に対して，それらを用いてより早期に認知症の徴候をスクリーニングすることは困難で，日常に近い場所で短時間に低コストでより多くの高齢者の認知機能を把握する簡便なスクリーニング方法が必要である.

従来の認知機能検査には，長谷川式認知症スケールやミニメンタルステート検査（MMSE）があるが，海外では様々なコンピュータ化された検査やシステムが開発されている. コンピュータ化された評価ツールは，認知障害のある高齢者のコンピュータ操作能力や緊張や不安などから受容が難しい場合が想定されるが，神経心理学の専門家が実施しなくても施行可能であることは大きな利点である[3]. そこで，高次脳機能障害の認知リハビリテーションで用いられている素材をベースに開発した12種類のタスクを，「見当識」「注意力」「記憶力」「計画力」「空間認識力」の5つの認知機能に分類し，ゲーム感覚でタスクを実施しながら認知機能別トレーニングと個々の認知機能の状態や経時変化を可視化できるインターネット上で操作するICTツール「CogEvo®（コグエボ）」が開発され，現在も改良が行われている.

＜ICTツールの特長＞

一般的にクラウド化されたコンピュータシステムは，端末への依存が少なく導入後すぐに利用できき，データ共有が容易で時間や場所を問わず利用できることが利点として挙げられる. CogEvo®は認知機能を可視化することに対する心理的ハードルの高いセンシティブテーマを，楽しくかつ継続的に取り組むことができるよう，また日常生活の場において非専門職が活用できるための様々な工夫をしている.

具体的には，文字と音声によるガイダンスで取り組むため，検査実施者の時間的負担の軽減や実施者ごとのばらつきを減らすことや評価の指針でもある反応時間の測定を可能にしている. また，実施結果が本人のセルフケアにつながるよう複数の情報で本人にもわかりやすいように表示している. この際，タスクの結果数値を「得点」と，得点を標準化した「指数」によって表現するとともに，総合的および5種の認知機能について，五角形のレーダーチャートで表示し，累積された結果データをもとに，5種の認知機能ごと，またはタスクごとにトレンドグラフとして推移を表示する（図1）. これにより，認知機能のバランスや得点，指数の経時的変化を視覚的，直感的な気づきを促している. さらに，APIにより他サービスとの連携が可能かつ，複合的サービスにも利用が可能で，データ集積や解析などの応用を容易にしている.

認知症予防に向けた役割期待

一般的には，予防は発症を防ぐ一次予防から，早期発見，早期対応を目指す二次予防，診断後（発症後）の進行を食い止める三次予防まであるが，近年，ゼロ次予防という考え方が提唱されている. ゼロ次予防は，環境と健康状態の因果関係から生まれた概念で，個人に働きかけるのではなく，個人を取り巻く環境を改善しようという考え方で[4]，日常生活のなかで『健康への気づき』を得ることにより，健康維持・増進のための行動を促す取り組みが行われている.

CogEvo®は認知症予防の様々なステージ（図2）で臨床研究や実証実験が行われており，標準的なスケールとの同等性や早期スクリーニングの有用

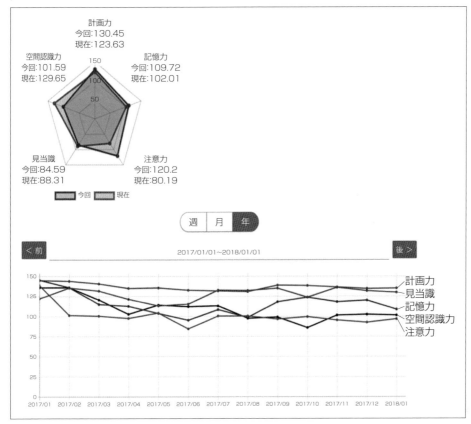

図 1. CogEvo® による認知機能別タスクの累積データとトレンドグラフ

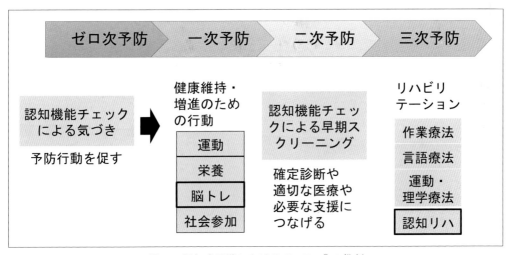

図 2. 認知症予防における CogEvo® の役割

性に関して報告されている．その他の医学的な立証についても現在も取り組んでいる．

<ゼロ次予防>認知症の予防行動への気づき

本来，予防行動は決められた介入内容を強制的に行うのではなく，その必要性に自ら気づき，実行すべきである．また，脳トレは認知機能の向上だけではなく，認知機能への意識変化や日頃の行動変化につながることが考えられる．

予防行動や健康教育への働きかけは，知識伝達型やコンプライアンスを重視した指示型では行動変容の促進にはつながらないため，個人の自発的な行動変容を支援する取り組みが効果的である[5)6)]．これらの仮説をもとに，CogEvo® を使った地域住民を対象とした予防行動の変化について検

表 1. 12 のタスクを取り組む際に必要な認知機能
（●：主機能・○：副機能）

分類	トレーニング項目	前頭葉							頭頂葉		側頭葉		
		持続性注意	分配性注意	視覚探索力	作業記憶	計画力	抑制力	協調運動	見当識	視空間認知	言語理解	計算	短期記憶
見当識	見当識	○		○	○				●				
注意力	視覚探索	●	●	○				○		○			
	双子探し	●		○			○	○		○			
	ストップウォッチ	○					●						
記憶力	フラッシュライト	○			●								○
	カード記憶	○			●								●
	ストーリー				○				○		○		○
計画力	ルート 99		○	○		●				○			
	ステップ			○		●		○					○
	ナンバーステップ	○		○	○	●						○	
空間認知力	ジャストフィット		○	○						●			
	さめがめ		○	○	○	○				●			

（文献 7 より引用改変）

証することを目的とした研究では，認知症予防の必要性を自覚させるだけでなく，新たな行動発生にも寄与することが示唆されている[7]．

多くの自治体では MCI・初期の認知症の高齢者を早期発見し，早期に対応することにより状態を改善し，要支援・要介護状態となることを遅らせることを施策として行われているが，最近では未病段階で認知機能を含めた評価を行い予防行動につなげていくための「気づき」として活用するケースが増えている．

＜一次予防＞認知症予防における認知トレーニング

認知症予防研究の，多因子介入試験の先駆けとなった FINGER 研究では，2 年間の観察で認知機能障害の進行抑制が報告されている[8]．この研究では，複数の介入（運動指導・栄養指導・認知機能訓練・生活習慣管理を通じた複合介入）を組み合わせることが効果的であるとされている．冒頭に述べた J-MINT 研究は，2019 年度から認知症予防をめざした多因子介入によるランダム化比較試験として，これらの研究と連携した日本の取り組みとして事業が推進されている．

国立研究開発法人国立長寿医療研究センターおよび FINGERS Brain Health Institute の監修によ

る，高齢者の生活習慣改善を通じて認知機能低下を予防するプログラム「SOMPO スマイル・エイジングプログラム」[9]において認知機能訓練と評価測定の両面で CogEvo® が活用されている．6 か月を 1 セットとするプログラムを継続的に実施することで，生活習慣改善・行動変容を促し，認知機能低下を抑制することを狙いとしている．

CogEvo® を用いた健常高齢者を対象とした研究では，本人の意思で 1 か月間自由に実施し，時の見当識，近時記憶，計画力，作業記憶が有意に向上し，特に見当識と注意力に関しては脳トレの実施回数と関連することや，タスクに取り組む時間が短縮した結果が報告されている[10]．先行研究において，9 種類のゲーム式の脳トレで実行機能，処理速度，作業記憶が改善することが報告されており[11)12]，この研究の結果と類似した結果である．

CogEvo® のタスクは 5 つの認知機能に分類されているが，タッチパネル式で自身が行う設計になっているため，設問文章を理解し，表示されている回答を選択肢の中から正解を見つけて指でタッチする．これらの一連の行為は分類されている以外にも取り組むことによる様々な認知機能を使うことが推測されている（**表 1**）．

CogEvo® の認知症予防におけるトレーニング

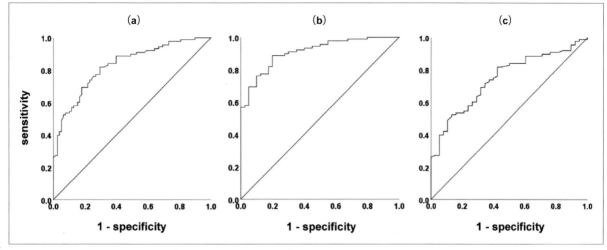

図 3. CogEvo® の結果に基づく ROC（receiver operating characteristic curve）曲線
(a) 軽度の認識機能低下と認知的に正常なグループ
(b) 軽度アルツハイマー病と認知的に正常なグループ
(c) MCI と認知的に正常なグループ

（文献 12 より引用）

に関する有効性については，複数の研究の準備を進めているが．既に介護予防の目的で高齢者施設や在宅での認知トレーニングツールとして広く使用されている．

＜二次予防＞早期認知症のスクリーニング

認知症の早期発見，早期対応を目指す二次予防において，CogEvo® は MCI もしくは早期認知症のスクリーニングとして期待されている．認知機能チェックではフラッシュライト，視覚探索，見当識，ルート 99，ジャストフィットの 5 つのタスクを用いて行われる．

スクリーニングツールとしての妥当性については，MMSE との相関でも示されており[12][13]，年齢，性別，教育年数には影響を受けにくいことが報告されている[12]．また信頼瀬について CogEvo® は毎回違う質問が表出されるため，難易度に違いが生じる可能性があることを指摘されているが，再現性が高いという研究結果が報告されている[12]．

早期認知症のスクリーニングに有効かどうかを検証することを目的とした研究では，CogEvo® は，アルツハイマー病，MCI，および認知的に正常な高齢者グループを有意に区別できる．また年齢，性別，教育年数を調整したロジスティック回帰分析では，軽度認知機能障害グループ（MCI と軽度アルツハイマー病）が認知正常グループと有意に区別できることが報告されている（**図 3**）．

これらの研究結果から，MMSE では天井効果が生じるプレクリニカル期や MCI 期，認知症早期において，CogEvo® は認知機能の軽度な変化を捉えることができると示唆されており，CogEvo® は早期の認知機能の経年的な変化を評価するための，簡単で便利な ICT ツールであることが示唆されている[12][13]．

CogEvo® は，認知症高リスク高齢者に対する進展予防を目指した多因子介入によるランダム化比較研究の J-MINT 研究において，総合機能評価（初回評価時・経過観察時・研究終了時）の 1 つとして用いられている．

＜三次予防＞認知症の進行抑制のための認知リハビリテーション

認知症の診断後の進行を抑制するためのリハビリテーションとして，介護保険サービスである「認知症短期集中リハビリテーション」の中で活用されている．この「認知症短期集中リハビリテーション」は，作業療法，運動療法，音楽療法，回想法など様々なアプローチが行われているが[14]，認知機能の改善を目的として体系的な一連の治療技術を用いて行われる認知リハビリテーションも，

その有効性に関するいくつかの報告がある.

CogEvo®の認知リハビリテーションとしての有効性に関する研究では，介護老人保健施設に入所中の認知症患者を対象に20分程度の課題を週2回，8週間実施し，軽度から中等度の認知症患者の注意機能および見当識の維持改善に役立つ可能性が報告されている[15]．そのほかにも，同様のケースで週1回の認知リハビリテーションで見当識，構成，数字の逆唱の項目に改善が見られ，日常生活では活動性や自発性の向上が見られたことが報告されている[16]．

CogEvo®に搭載されているタスクは，従来から高次脳機能障害のリハビリテーションにおいて活用されており，慢性期の高次脳機能障害患者を対象としたドリルを用いた高次脳機能訓練とのクロスオーバ比較研究において，FIM(functional independence measure)，FAM(functional assessment measure)の認知項目では，「問題解決」「障害適応」「表出」の項目が，行動評価では，「発動性」「易疲労性」の項目の数値が有意に改善したことが報告されている[17]．

おわりに

超高齢社会の日本では，社会を支えるために，ますます自助・互助・共助の地域共生社会づくりや，地域包括ケアが推進されるであろう．そして，高齢になっても住み慣れた地域で暮らし続けるために，健康の脆弱化の予防と変調の早期発見・早期ケアの重要性はますます高まってくる．

高齢者の4人に1人は認知症および予備軍であるMCIと言われているが，特にMCI期はその時点での受診の要因にはなり難く，本人は日常生活の中に留まりやすいことから，早期での発見や予防の実施主体は，生活に近い場で行うことが望まれる．具体的な取り組みとして，健康サポート薬局で血圧計などと一緒に行うスペースを設けて健康相談や受診勧奨などを行ったり，地域の集い場やスポーツクラブ，ショッピングセンターなどで気軽に認知機能測定を行うといったことで，この

ような取り組みは既に始まっている．最近では，認知症の未病改善のために生活習慣改善に取り組む自治体が増えており，認知機能チェックを予防行動の動機付けに活用する保健指導が行われるなど，認知症予防の中心はゼロ次から一次に移行しつつある．

認知症予防の本質は認知症にならないことではなく，自分らしい日常を送っている状態(＝ウェルビーイング)になることではないか．つまり「ウェルビーイングがあふれる社会」の実現に向けて，市民の1人1人が主体的にそのことをを考えていくことこそが重要である．そのためには，予防医療や健康指導に関わる専門職の役割は，個々の健康意識を高めるとともに，日常生活の中で様々な気づきと自発的な予防行動を促すことであり，CogEvo®がその一助となることを筆者は願っている．

文　献

1) 荒井秀典：認知症予防の多因子介入試験(J-MINT研究).

2) 令和2年度第1回 認知症官民協議会：認知症イノベーションアライアンスワーキンググループ資料.

3) Wesnes KA : Moving beyond the pros and cons of automating cognitive testing in pathological aging and dementia : the case for equal opportunity. *Alzheimers Res Ther*, **6**(5) : 58, 2014.
   Summary Wesnes KA が，病理学的老化や認知症を対象にコンピューター化されたテストと従来のテストの相対的な有用性を概説している

4) 木村雅子，木村正博訳：WHOの標準疫学第2版，世界保健機関，三煌社，2008.

5) 中村正和：行動科学に基づいた健康支援．栄養誌，**60** : 213-222, 2002.
   Summary 中村正和らが，行動科学の視点から個人の生活習慣改善をどのように支援するべきかについて，その方法論を具体的に述べている.

6) Kirsch I, et al : Hypnosis as an Adjunct to Cognitive-Behavioral Psychotherapy : A Meta-Analysis. *J Consult Clin Psychol*, **63**(2) : 214-220, 1995.

7) 黒瀬聖司ほか：地域住民における脳機能チェッ

ク・トレーニングツールの使用が認知機能と行動変容に与える影響. 保健医療学雑誌, **11**(2)：81-92, 2020.

8) Ngandu T, et al：A 2 year multidomain intervention of diet, exercise, cognitive training, and vascular risk monitoring versus control to prevent cognitive decline in at-risk elderly people（FINGER）：a randomised controlled trial. *Lancet*, **385**（9984）：2255-2263, 2015.

9) 「SOMPO スマイル・エイジングプログラム」：（FINGERS Brain Health Institute／国立長寿医療研究センター／SOMPO ホールディングス株式会社）

10) Nouchi R, et al：Brain training game improves executive functions and processing speed in the elderly：a randomized controlled trial. *PLoS One*, **7**(1)：e29676, 2012.

11) Nouchi R, et al：Brain training game boosts executive functions, working memory and processing speed in the young adults：a randomized controlled trial. *PLoS One*, **8**：e55518, 2013.

12) Takechi H, Yoshino H：Usefulness of CogEvo, a computerized cognitive assessment and training tool, for distinguishing patients with mild Alzheimer's disease and mild cognitive impairment from cognitively normal older people. *Geriatr Gerontol Int*, **21**(2)：192-196, 2021.

13) Ichii S, et al：Cognitive function balancer（Cog Evo）is a sensitive and easy psychiatric test battery for age-related cognitive decline. *Geriatr Gerontol Int*, **20**(3)：248-255, 2020.

14) 加藤真司ほか：介護老人保健施設における認知症短期集中リハビリテーションの効果とその持続. 認知症の最新医療, **23**(6)：185-188, 2016.

15) 中前智通, 前田 潔：認知症に対するリハビリテーションとしての「脳活バランサー CogEvo®」の可能性と有効性. 神戸学院総合リハ研, **15**(2)：1-8, 2020.

16) 花岡 望：認知機能バランサーの認知症リハでの有用性, 第26回 全国介護老人保健施設大会, 2015.

17) 南 千尋ほか：慢性高次脳機能障害患者に対する注意トレーニングの効果. 認知リハ, **18**(1)：19-28, 2013.

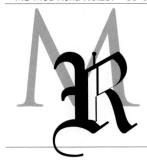

特集／高次脳機能障害と向き合う─子どもから高齢者まで─

精神科デイケアにおける高次脳機能障害者へのリハビリテーション

高橋幸男[*1]　黒目裕策[*2]

Abstract　高次脳機能障害者の自立支援は，医療機関での機能回復訓練以降に十分な医療的支援や福祉的支援を受けられないまま自宅で暮らしている人は少なくない．「暮らし」という長い時間の流れの中では，精神障害者の地域生活支援で培ってきた精神科の経験は大いに役立つ．周囲の理解が乏しいと「怠けている」「病気に逃げている」などと捉えられやすいが，このような“見えない障害”の医療的サービスとして精神科デイケアは有効なサービスとなり得る．不安や辛さを共有できる仲間との出会いは安心感や相互理解の大切さにつながっており，地域で安心して暮らしていけるような道筋を作っていくことが可能となる．そして高次脳機能障害者の生活の場は「地域」であり，デイケアで完結するものではない．デイケアと関係機関との地域ネットワークは，デイケア実践において大いに支えられている．本稿では事例報告も合わせてデイケアの有用性について報告する．

Key words　精神科医療(psychiatric care)，デイケア(daycare)，認知リハビリテーション(cognitive rehabilitation)，認知行動療法(cognitive behavioral therapy)，グループダイナミクス(group dynamics)，情動(emotion)，地域ネットワーク(regional network)

はじめに

高次脳機能障害者が，適切な医療や福祉のサービスを受けながら自立した生活を送るために，精神保健福祉手帳の取得が推奨されていることからも精神科の果たす役割は大きいはずである．しかし，「高次脳機能障害者支援モデル事業」が2001年から始まり，すでに20年以上を経ているが，精神科領域での高次脳機能障害に対する関心度は期待されたほどに高くないのが実感である．

脳損傷の急性期や回復期，それに維持期には主には脳神経外科や脳神経内科，さらにはリハビリテーション科などの身体科の関わりが中心になることは言うまでもないが，その後の暮らしの中で高次脳機能障害のために生活障害が顕在化するようになると，精神科医療や福祉の支援が有効なのは間違いない．高次脳機能障害の経過も長期に及ぶことは珍しくなく，生活障害を持つ精神障害者の地域生活支援で培ってきた精神科の経験は大いに役立つからである．しかし，実際の高次脳機能障害者の自立支援は，急性期・回復期・維持期を経た後に十分な医療的支援や福祉的支援を受けられないまま，自宅で暮らしている人は少なくないと思われる．とりわけ脳損傷者が受けられる医療については，急性期や回復期，維持期の身体的治療とともに行われる身体的リハビリテーションまでであり，その後に後遺症として問題となりやすい高次脳機能障害に対する認知リハビリテーションなどの継続的な医療サービスは不十分と言わざるを得ない．

そうした背景の中で，当院では2006年に高次脳機能障害者を対象とした高次脳機能障害デイケア

*1 Yukio TAKAHASHI，〒693-0051　島根県出雲市小山町361-2　医療法人エスポアール出雲クリニック，理事長
*2 Yusaku KUROME，同クリニック　高次脳機能障害デイケア「きらり」，言語聴覚士

（保険診療上は精神科デイケア：以下，デイケア）を開設した．認知リハビリテーションを主な柱とした高次脳機能障害に特化したデイケアは日本で初めてであったが，ここではデイケアの成立事情や役割・意義，それに16年間の経過や課題や今後の展望について述べたいと思う．

当地域での精神科デイケアのニーズと成り立ち

脳損傷による高次脳機能障害は，当初の厚生労働省の診断基準によれば，記憶障害や注意障害，遂行機能障害に加えて易怒性や意欲低下などの社会的行動障害を示すとされた．もともと精神科では，このような疾患は脳器質性精神障害の範疇（ICD-10のF-04，06，07に相当）で捉えてきた．しかし，これまで精神科で関わってきた事例は，筆者の臨床感覚では重度の記憶障害などの認知障害のみならず，易刺激的で激しい易怒性を示す場合，あるいは幻覚や妄想などの精神病症状を持つなど，言わば重症例であったように思う．

それに対して厚労省が示す高次脳機能障害は一見したところ問題なさそうなのに，生活してみるともとのように日常生活を送ることが困難であり"見えない障害"と言われている．麻痺などの異常が目立たず見た目はもとの本人と変わらないような場合は，記憶障害などの認知障害があっても，精神的な異常を認めにくく「怠けている」「病気に逃げている」などと捉えられやすい．高次脳機能障害に対する周囲の理解が乏しいためにそういった経験をしやすいが，結果的にうつ状態に陥ることも珍しくない．

高次脳機能障害の当事者でもありピアカウンセリングを行っている山田規畝子[1]医師は，著書の中で「うまくできない自分の状態に疲れ果てて，自分の心だけの世界に閉じこもっていく高次脳機能障害者は少なくないだろう」と記している．さらには，つまづく経験を繰り返しているうちにうつ状態に陥ることがあるとしたうえで，自死についても「一時的にせよそうした"解決方法"が心によぎったことがある人はとても多いはずです．

そういう私もその1人です」と述べているが，社会的行動障害の成り立ちや対処法を考えるうえでも極めて示唆に富んだ報告である．

このような"見えない障害"の医療的サービスとして精神科の関わりはあらためて重要であるが，中でもデイケアは有効なサービスとなり得る．もともとデイケアは主には認知行動療法を用いたリハビリテーションを行うもので，生活障害があり長期的な関わりが必要である統合失調症に代表される精神疾患を対象にしているため，基本的に利用期間の制限はない．長期的な認知リハビリテーションを必要とする高次脳機能障害者にとってもきわめて有意義である．

デイケアは認知リハビリテーションが有効であることに留まらない．高次脳機能障害による日常的な苦しさ，辛さなど心の不調に対しても，それを受け止めてくれる精神科の専門スタッフがいるのである．さらには，デイケアでは同じ障害を持ち日常的な不安や辛さを共有できる仲間と出会えることが大切で，仲間がいるという安心感が生まれ，同じような悩みを持つ仲間からいろいろと教わることも多い．デイケアでの認知リハビリテーションを続けながら，就学支援や就労支援なども含めて地域で安心して暮らしていけるような道筋を作っていくことが可能になる．

デイケアと地域連携

高次脳機能障害者の生活の場は家庭や職場，学校などの地域であり，デイケアだけで完結するものではない．認知リハビリテーションを続けながら，就学や就労などを目指すためには，デイケアと地域関係機関の連携が重要になるが，高次脳機能障害を持つ人たちのデイケアでの実践は地域のネットワークに支えられていることも大きい．

1．医療と福祉のネットワーク

この点に関しては，当地では1980年代から障害を持った人が地域で安心して暮らせる街づくりを進めるために，官と民が共同して様々な活動をしてきた歴史があり，ネットワークの広がりがある．

特に通称"ふあっと"と呼ばれる「出雲の精神保健と精神障害者の福祉を支援する会」[2]の活動は最も大きなネットワークであり，当地のあらゆるネットワークの中心的な存在である．"ふあっと"は，『精神障害者が普通に生きていける地域づくり』を共通のコンセプトとして，1987年に筆者らが中心となって活動を始めた任意団体である．会員は精神医療関係者のほかに，県や市の行政，保健所の関係者，学校・教育関係者，弁護士，行政書士，一般市民，当事者など多様な立場の人で構成され，現在の正会員は108名である．

当初は統合失調症圏の精神障害者を対象にして始まったが，その後，不登校や引きこもり，そしてうつ病へと広がり，社会復帰・社会参加・地域定着に向けた受け皿づくりや相談支援，啓発活動など継続的に活動を続けている．現在でもコロナ禍にあってオンラインではあるが，毎月1回の例会を継続的に開催している．この"ふあっと"に共感する人たちのすそ野はさらに広く，会員でなくとも賛同者は地域全体に広がっていると言っても過言ではない．当初から街の真ん中に精神障害者のための作業所を開設し，グループホームや地域支援センターを作ってきたが，市民などから反対意見を聞いたことは一度もなかった．

当地ではこの間，他にもネットワークがいろいろ育っているが，"ふあっと"のメンバーが中心にいるものも多く，ほかのネットワークの発展にも関わっている．いずれのネットワークにおいても様々な機関の枠を超えて協同し，共通の目的のためにお互いの知識や技術や経験を提供し，研鑽し合っている．それぞれが自主参加であるが，人と人とのつながりを大切にし，ネットワークに参加することで新しい情報や考え方を知り，自分自身を高めていると言える．

そうした当地のネットワークを背景に，高次脳機能障害者支援のネットワークも無理なく構築することができたと言える．

2．高次脳機能障害支援パワーネットワーク会議

高次脳機能障害のある脳損傷者への支援には，先述したように医療的には救命救急科から始まり，脳神経外科，脳神経内科，リハビリテーション科，それに精神科など多くの診療科が連携を組む必要がある．また在宅生活支援や就労支援・就学支援などを行うために，当初から福祉関係者や教育関係者，それに行政との連携も必要である．

2006年9月にデイケアを開設したが，開設前の6月から当院の呼びかけに応じて多くの立場や職種の関係者が集まり，「パワーネットワーク会議（図1）」を立ち上げた．集まった人は，医療系としては急性期や回復期病院，かかりつけ医などの専門医やPT・OT・STなどコメディカル，福祉系としては障害者施設，介護保険施設，学校などの教育機関，ハローワークや障害者職業センターなど就労関連機関のスタッフ，行政としては県や保健所，市の担当者，さらに家族会代表，当事者などである．

会議では国・県・市の方針など最新の情報提供があり，高次脳機能障害についての勉強会や事例検討などを行っている．お互いの資質向上に努め，親睦も大事にしてきた．2か月に1度当院を会場にして行っているが，すでに開催は90回を数えている．毎回平均して40名程度の参加者数があり，活発な意見交換がなされている．

多くの機関・関係者が年を重ねながら長い期間をかけて関心を持ち，関わり続けて事例を共有することは，高次脳機能障害に対する理解をさらに深めるだけでなく，関わる者にとっても自己の振り返りとなり，モチベーションの維持・向上にも大きな意義を有している．なお，パワーネットワーク会議を継続する中で，出雲市においては脳損傷を受傷した人で後に高次脳機能障害が残存し，継続支援が必要となる場合には，その多くが当院に紹介される継続的な医療支援の流れができている．

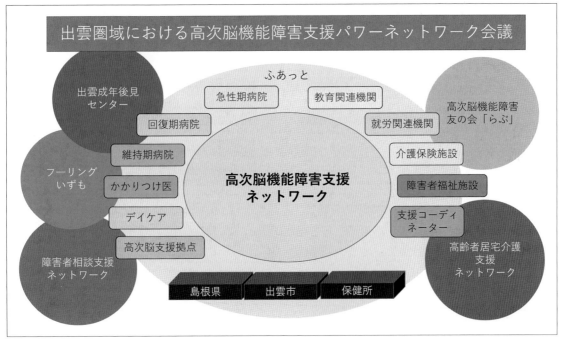

図 1. 出雲圏域における高次脳機能障害支援パワーネットワーク会議

デイケアの実践

出雲市では高次脳機能障害を有する人たちは，ほとんどが当地の大学病院や県立中央病院それにリハビリテーション病院から紹介されて当院を受診する．診察では日常的に困っていることなどを聞いたうえで，改めて高次脳機能障害についてわかりやすく説明し，リハビリーションの必要性を確認する．その後，高次脳機能障害デイケアの見学を経て多くの人が通所を希望し，通所が始まる．

1．デイケアの役割

高次脳機能障害を有する人たちは，自分に起こっている変化に戸惑い，喪失感や絶望感などがあり，苦しさや辛さを持っている人が少なくない．こうした不安や辛さを受け止めてくれて，悩みを相談できるデイケアの専門スタッフは心強い存在であることは言うまでもない．高次脳機能障害を持つようになって今までのようにコミュニケーションがうまく持てなくなった人も多いが，「自分だけがこのような状態になっている」と思いがちで，孤立し孤独に陥っている人も少なくない[3]．しかし，デイケアに通所を始めると「苦しく辛い思いをしている人が自分以外にもいるのだ，

決して独りじゃない」という気持ちを抱けるようになって，仲間とともにいる安心感が生まれる．それまで認めたくなかった自分の障害も仲間の言葉を聞くことで受け入れることができるようにもなる．常々焦らずゆっくりつき合ってくれる専門スタッフとともにリハビリテーションの方向性を確認することが大切になるだろう．

2．当院での認知リハビリテーション

高次脳機能障害デイケア「きらり」では，受傷により低下した脳機能に対する認知リハビリテーションを中心に，家庭や社会生活の中で障壁となる事柄への対処方法の獲得や，それぞれの歩みの中で生じる不安や悩みなど心理的ケアを含め，直接的な支援も大切にしているが，それと同等に間接的支援も重要な要素として位置づけている．ここでいう「間接的」とは，デイケア職員はあくまで黒衣（くろご）的存在であることを念頭に支援するということになる．黒衣という用語を調べると「観客からは見えないという約束事のもとに舞台上に現われ，後見として役者や人形遣いを助けたり，小道具を役者に渡したり舞台から下げたりする係」[4]とある．

デイケアにおいて，黒衣の『見えないという約

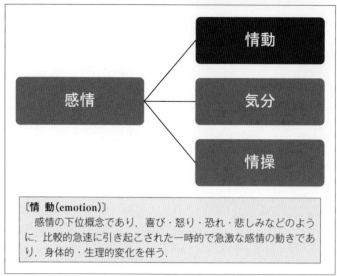

図 2. 情動(emotion)アプローチ

束事のもと』はとても重要な意味を持つことになり，利用者と職員がそれぞれを理解し，受け入れられる状況が最も大切であるとも言い換えられるだろう．黒衣は役者の存在を以って初めてその生業が成立し，役者はデイケアでいうところの障害当事者にあたる．もう1つ注目すべき大切な点として障害当事者は役者であると同時に「観客」にもなり得るということである．それぞれが役者として舞台上でスポットライトを浴び，場面によっては観客として拍手とともに歓喜する．誰もが主役となり観客となる．そこには相互の力動が生まれ，主役・観客の二者間の関係性だけでなく，黒衣となるデイケア職員もこの力動の部分集合となり，言葉では表現しにくいが三者間での大きな『うねり』を必然的に発生させる．

我々の精神科デイケアでは，このグループダイナミクス効果を意図的かつ自然発生的に繰り広げることを意識しながら展開してきた．何故ならば今までのような「障害程度に応じて誰もが同じ内容を同じ程度に出来るようになる」といった画一的で単調な取り組みでは『うねり』は発生せず，互いを讃える大きな喜びや一体感は生まれなかったからだ．我々はそれぞれの個性や強みに着目し，舞台上の音色や表現（個の障害特性）が違っていても，役者・観客・黒衣が有機的につながることで一体的な『うねり』を発生させることを意識してき

た．それは脳の回復過程においても重要な要素であると考えている．

この取り組みは個別の直接的支援とともに精神科デイケアの存在意義の1つであり，集団的認知リハビリテーションの醍醐味であると言える．

3．事例紹介＜集団的認知リハビリテーション―重度記憶障害者の支援事例から―＞

重度記憶障害者における記憶の保持は著しく障害されていることが多く，消失に至るまでの時間的間隔は極めて短い．よって，様々なリハビリテーションや代償的手段の獲得を試みるも適用できるだけの記憶を保つことが難しく，結果として効果的な介入に至らないケースがほとんどであった．我々はこのような出来事を多数経験し，その内容を踏まえながら，精神科デイケアならではの集団的認知リハビリテーションを再考し，重度記憶障害を呈した症例に対してグループダイナミクス効果を用いたアプローチを試みた．その結果，成功（称賛）体験から得られた情動(emotion)アプローチにより記憶機能の改善に至った事例を報告する（図2）．

＜症 例＞

23歳，男性．20XX年，自宅トイレ内で倒れているところを家族が発見．意識障害，痙攣発作のため，救急搬送．閉塞性水頭症を認め，同日にドレナージ術を施行．翌年，当院を受診し，高次脳

機能障害デイケアに通所開始となる.

神経放射線学的所見：頭部 CT 画像にて両側前頭葉出血, 脳室内出血を認める.

神経心理学的検査：リバーミード行動記憶検査（RBMT）1/24 点

事例経過：デイケアに通所し始めて 2 年が経過し, 臨床的にも検査的にも記憶機能の変化は見られず, 5 分前の出来事すら憶えていられない状況であった. 表情や言葉と言えるようなものは殆どなく, 尿意・便意もない状態で自席から動くことは 1 歩もなかった. しかしそういった関わりの中でも, 小さな変化が見られた. 以前に読んでいただろう少年マンガを一緒に見ていると, 自身でページを開くようになったのだ. さらに 1 ページと増え続け, 微かに声が聞こえ始めた. はじめはボソボソと単語を発し, 短文となり, 会話となっていった. 会話をして初めてわかったことがあった. 病気になる前までアルバイトで居酒屋に勤めていたことは知っていたが, 「また飲食店で働きたい」という思いはその時に初めて知った. 当然このハイレベルな望みに対して, 真っ先に実現不可能案件だと思い込んだのも事実である. しかし, それと同時に「記憶と感情」の相互関係に着目しつつあった筆者は, 本人の感情に折々に触れながら, まさに精神科における集団力動を試みる価値に行き着いた.

当院デイケアでは 7〜8 月頃に夏祭りを開催する. そのイベントは部署や障害種別に関係なく, すべての利用者と職員に向けて催しているが, 無謀にもその夏祭りの実行委員長はどうかと誘ってみたところ, 意外にもまんざらでもない反応が返ってきた. 実行委員長の最大の見せ場は, 観客約 100 人を前にいわゆる『お礼のことば（閉会挨拶）』を述べることにある. これまでの経過の中で, 同じ障害を持つ他者との関わりなどから少しずつモチベーションが高まりつつあったのはわかっていたが, まさかお礼のことばを「暗唱したい」と自ら最難関へ行きつくとは思わなかった. おそらく無意識的であったとしても本人の中で何かに挑戦し, 1 つ乗り越えたいという感情が高まりとともに湧いてきたのだと推察した.

そうなれば職員は上述の通り, 「黒衣」となり舞台演出の協同者としてともに創り上げる. 原稿用紙 1 枚, 約 400 字の文章を数か月に渡ってともに暗唱練習をした. 一般的に考えて, 滑らかに話せば 1 分〜1 分半で読み終えてしまう内容だが, 本人にとっては難関大学受験と同じだ. 長い時間と回数を重ねて少しずつ記憶し, 本番に挑んだ.

本人の今までの経過を知るものであれば, 別人のように堂々と人前で話し, 「よくぞここまで覚えた」という感情しかない. しかし一般的に見れば途中で言葉に詰まるものであり, 決して滑らかとは言えなかっただろう. だが詰まりによる沈黙と同時に, どこからともなく「頑張れ！」「大丈夫！」の声援が聞こえだし, 自然と大応援団が結成される. 緊張で少し強張っていた本人の表情も和らぎ, 呼吸を整えながらこの最難関を会場すべての人とともに乗り越えることができたのだ. 静寂の中, 話し終えたその瞬間に一斉に拍手が沸き起こり「良かったよ！ありがとう！」の歓声のあと, 照れくさそうに何度もお辞儀をする本人がいた.

<考　察>

この経験はまさに三者間の『うねり』であり, 主役・観客・黒衣の担う役割（音色・表現）が違っていても, 1 つの大きな正の情動の流れを生み出し, そこには役割の枠を超えた一体的な時間の共有がある. 役割とは既成概念ではなく, 大きな流れのきっかけに過ぎず, 発生した一体的な時間の共有は, まさに援助でも支援でもなく「協同」と言えるだろう.

特筆すべきは, 本人がこの経験のあと数か月経っても挨拶文の 6 割近くを暗唱できたことである. おそらく正の情動により扁桃体の活動を亢進させ, その時に得られた体験は情動記憶として本人の脳に明確に保存され, 時間経過があってもその多くが忘却に至らず, 効率的に想起されたのではないかと考える. この考察は心理学的検査結果

からも検証されている．そして本症例は，この数年後，障害当事者運営カフェのマスターとして勤務を成し遂げたことを合わせて報告する．

精神科領域における
高次脳機能障害分野の課題と展望

高次脳機能障害に対するデイケアの役割や意義，効果を述べてきたが，最後に課題や展望について述べておきたい．高次脳機能障害者は2008年に実施された東京都の調査[5]において約50万人と推計されており，以前はできていたことができなくなることで辛く不安な思いを持って暮らしている人や家族は少なくない．そうした人たちに対して精神科領域の支援への期待は大きいものがあるが，今のところ精神科領域の側の関心は大きくないのが実情である．その原因としては，高次脳機能障害者はどこに相談してよいのかわからない現状があり，少なくとも精神科や心療内科へ相談するという流れはまだ不十分である．受診例が少ないせいもあってか精神科領域の方でも高次脳機能障害者たちの困難な実態を十分認識できていないように思える．

この件に関しては，そもそも"高次脳機能障害"という言葉は知られるようになったが，実際にどのような状態のことを示しているのかなど，一般的にはまだ十分理解が広がっていないのである．引き続き高次脳機能障害に苦しんでいる人たちの実態に関する啓発活動には力を注ぐ必要がある．

一方で，精神科では統合失調症やうつ病を認知障害の観点から診ようとする流れが始まっているので，今後精神科領域の中で認知障害として高次脳機能障害に関心が広がることが期待される．

精神科の中でも，当院のような高次脳機能障害者をデイケアで支えようとする動きは一部で始まっている．当院のデイケアを見学・研修した後，精神科デイケアとして高次脳機能障害者を積極的に受け入れ始めた施設もある．しかし，広がりは遅々としている．なお，島根県では高次脳機能障害の支援拠点機関として3か所（当院，松江青葉病院，松ヶ丘病院）指定されているが，いずれも高次脳機能障害者へのデイケアを行っている施設である．

高次脳機能障害者の救命救急の場面から身体リハビリテーション・認知リハビリテーションと継続的な医療支援が求められているし，高次脳機能障害者の持つ辛さや不安を受けとめ，地域で豊かに暮らしていくための相談支援や就労支援なども行う精神科医療，特にデイケアの価値は高く，今後の広がりを期待したい．

文　献

1) 山田規畝子：高次脳機能障害者の世界，協同医書出版社，2009.
   Summary　高次脳機能障害者である著者が，ピアカウンセリングの経験を生かし，辛さを癒し希望を与えてくれる本.
2) 「ふあっと」20周年記念誌刊行委員会（編）：ふあっと―出雲の精神保健と精神障害者の福祉を支援する会20年の軌跡，やどかり出版，2007.
3) 高橋幸男：認知症を受け入れる文化，そして暮らしづくり，エイアールディ，2021.
   Summary　認知症になっても安心して暮らせるためには，認知症を受け入れる周囲の関わり方が大切と説く本.
4) wikiwand「黒衣」：〔https://www.wikiwand.com/ja/黒衣〕
5) 渡邉　修ほか：東京都における高次脳機能障害者総数の推計. Jpn J Rehabil Med, 46(2)：118-125, 2009.

MB Med Reha **No.287**：63-68, 2023

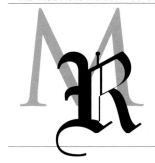

特集／高次脳機能障害と向き合う―子どもから高齢者まで―

高次脳機能と医療安全

石松一真*

Abstract　本稿では，我々の行動の基盤となる高次脳機能に注目し，ヒトの認知・行動の観点からヒューマンエラーの問題や医療安全について考える．医療場面のヒューマンエラーは「医療関係者や家族，患者自身の認知，判断，行動などによって，本来期待された治療の機会が損なわれること」を指す．まず，ヒューマンエラーの問題を考える際の基礎となる，認知・行動に関する2つのモデルを紹介する．次に，特に注意や遂行機能に焦点を当て，高次脳機能の特性や制約に関する基本を概観し，見落としが生じるメカニズムや高齢者の転倒・転落リスクとワーキングメモリとの関連について簡単に紹介する．さらになぜ説明が意図通りに相手に伝わらないのかといった疑問について，言語的コミュニケーションの問題を取り上げ，気づきを促すコミュニケーションについて言及する．最後に，安全の問題を考えるうえで，自分を客観視し，俯瞰的に捉えるメタ認知の重要性を指摘するとともに，高次脳機能に関する知識を医療安全の実践・教育へ活かす方法について考える．

Key words　ヒューマンエラー(human error)，コミュニケーション(communication)，メタ認知(metacognition)，注意(attention)，遂行機能(executive function)

はじめに

　人工知能，情報通信技術，ビッグデータの利活用など，医療分野における技術革新が進む中，"人間中心"の医療においてヒトの果たすべき役割はますます重要となっている．医療をはじめとしたヒューマン・マシン・システムの中で，人間の認知や判断，行動などが関与することによって，本来期待された結果ではなく，望ましくない結果を他者や環境などに与えることは，ヒューマンエラーと呼ばれている．特に医療場面のヒューマンエラーは「医療関係者や家族，患者自身の認知，判断，行動などによって，本来期待された治療の機会が損なわれること」を指す[1]．ヒューマンエラーに起因するインシデントやアクシデントが発生するか否かは，個人の特性のみでなく，状況や環境を含むシステムと個人との相互作用によって決まるため，個人へのアプローチとともにシステム的なアプローチが重要になる．実効性のある対策を考えるうえでは，「ヒューマンエラーは原因ではなく結果である」ことを認識し，ヒューマンエラーが発生した原因を詳細に検討する必要がある．本稿では，我々の行動の基盤となる人間の情報処理―高次脳機能に注目し，ヒトの認知・行動の観点からヒューマンエラーの問題や医療安全について考えていく．

人間の情報処理―高次脳機能

　我々は，行動目標（ゴール）を達成するために必要な行為を計画し，視覚や聴覚，触覚などの感覚によって，行為対象の状態を感知しながら，注意やワーキングメモリなど様々な認知機能の関与を

*　Kazuma ISHIMATSU，〒532-0003　大阪府大阪市淀川区宮原1-2-8　滋慶医療科学大学大学院医療管理学研究科，教授

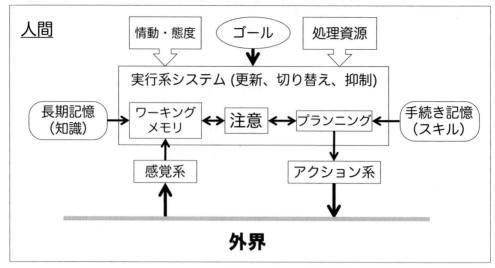

図 1. 認知機能の関係の枠組み

（文献 1 より引用改変）

経て，適切なタイミングで必要な行為を実行する．認知機能の関係の枠組みを示した**図1**では，ワーキングメモリ，注意，プランニングを主要な認知システムの構成要素と考えている[1]．これらの認知機能は脳の様々な部位が複雑に関与し，実現されている．

ここでは，人間の行動や行為に関する代表的なモデルを2つ紹介する．エラーの対策や予防を考えるうえでは，行為のエラーとして顕在化したエラーが，どのような処理過程で生じた不具合に起因しているかを特定することが必要となる．

1．Skill-Rule-Knowledge（SRK）モデル

Rasmussen[2]は，人間の行動を「スキルベースの行動」「ルールベースの行動」「知識ベースの行動」の3つの階層に分けた（**図2**）．スキルベースの行動は，例えば自転車や自動車の運転など，熟練した定型作業における無意識で滑らかな行動を指す．ルールベースの行動は，状況に対応して，長期記憶に蓄えられているあらかじめ用意されていた型を意識的に使って対処する行動を指し，例えば航空機の操縦操作など，経験や教育によって獲得した規則や手順を適用する目標指向型の行動と言える．知識ベースの行動は，例えば航空機のパイロットの緊急時対応など，過去の経験による決まりきったルールが適用できない不慣れな，新規かつ複雑で緊急の問題が発生した時，過去の経験・知識を活用し，状況を診断し，問題解決を図るレベルの行動を指す．**表1**に示すように，行動のレベルに応じて発生するエラーの特徴も異なる[2][3]．

2．不安全行為の分類

Reason[3]は不安全行為を意図しない行為と意図した行為に分類した（**図3**）．意図しない行為は，行為の実行段階で不具合が生じ，意図した行為が実現されなかったため期待した結果が得られなかったスリップと，記憶の貯蔵ないしは検索段階で不具合が生じ意図した行為が実行されなかったため，期待した結果が得られなかったラプスに分類される．一方，意図した行為は，誤った知識やルール，計画を正しいと信じて実行した結果，期待した結果が得られなかったミステイクと規則違反などのバイオレーションに分類される．

スリップ，ラプス，ミステイクは，SRKモデルの3つの行動レベルと対応づけることができる．

スリップとラプスはスキルベースの行動で生じるエラー，ミステイクはルールベースや知識ベースの行動で生じるエラーと考えられる．

高次脳機能と医療安全

医療者が注意や遂行機能をはじめとした高次脳機能の特性や制約に関する知識を身につけることは，医療の質や安全の問題を考えるうえで重要になる．

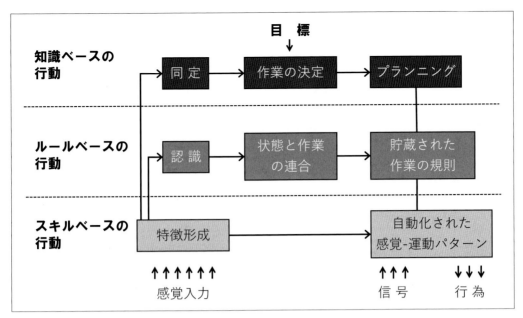

図 2. SRK モデル

（文献2より引用改変）

表 1. 行動レベルとエラーの特徴

行動レベル	説 明	エラーの特徴
知識ベースの行動	問題解決や目的決定をしながらの作業	• 場面同定の失敗 • 先入観から既知の事象と判断 • 目前の事象にとらわれ全体像を見失う
ルールベースの行動	知っているルールを用いた作業	• 適切なルールの適用を誤る • 不適切なルールの適用
スキルベースの行動	行動パターンの型が作り上げられ，迅速，正確，円滑な操作が可能	• 行動の意識的チェックを行わない「不注意」 • 習慣による操作の誤り • 中断による意図の衰退

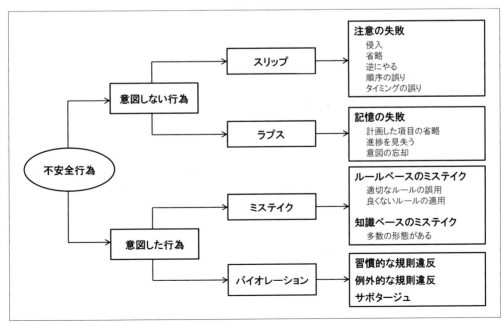

図 3. 不安全行為の分類

（文献3より引用改変）

1．注　意

注意は，不要な情報を捨て去り，有用な情報を獲得するといった情報の取捨選択をするためのフィルタのような働きを担っている．例えば，パーティ会場のような騒がしい環境では，注意がフィルタのように働くことで，会話に必要な情報（会話の内容）だけを選択的に処理し，不必要な情報（周りの喧騒）を除外することにより，我々は話している相手と会話をすることができる．ここでのポイントは，何かに注意を向けるということは，その他の情報を無視することを意味する点にある（厳密には，注意を向けていない対象もある程度までは処理される）．また注意の容量には限界があることも忘れてはならない．

ところで，しっかり注意していたにもかかわらず，大事な情報を見落としてしまったという経験をしたことはないだろうか．注意を向けているにもかかわらず，場面内に生じた顕著な変化を見落としてしまう現象は変化の見落とし[4]，予測していない事象の出現を見落としてしまう現象は非注意による見落としと呼ばれている[5]．

このような現象は，臨床現場でも生じることが知られている．例えばGreigら[6]は，成人の蘇生中の場面を模擬した動画を使用し，患者の状態に直結する重要なイベントでも見落としが生じることを報告した．参加者は，50秒の動画を視聴し，蘇生チームの心肺機能蘇生（CPR）の適切さと除細動技術についてコメントした．その後，CPR提供者が見学しているスタッフと入れ替わる，患者が突然挿管された状態になっている，アドレナリン投与中に酸素供給チューブが壁にあるコネクタから外れるなどの動画内に生じたイベントの変化に関する質問に回答した．結果，イベントの種類の違いによる差はあったものの，変化に気づいたイベントであってもその割合は40％に及ばなかった．これらの結果は，エキスパートでも重大なイベントを見落としてしまう可能性があることを示す重要な知見と言える．

また，我々は変化の見落としが生じやすいことに気づかないことが知られている[7]．このような知見は，我々が外界を認識する能力（注意力）を過大評価していることを示唆している．自己認識と実際の能力とのギャップは，見えていると思っていたものが見えていないという見落としが生じる可能性を拡大しているとも考えられる．

2．遂行機能

自ら目標を設定し，計画を立て，実際の行動を効果的に行う能力に関わる機能は遂行機能あるいは実行系機能と呼ばれている．Miyakeら[8]は，遂行機能の特徴として，ワーキングメモリ内の情報の更新とモニタリング，課題ないしは構えの切り替え，反応の抑制の3つを挙げている．

1）ワーキングメモリ

会話や読書，問題解決，推論など様々な認知課題を遂行するうえで重要な役割を担っているワーキングメモリは，課題遂行に必要となる情報の一時的な保持と操作に関わるシステムであり，音韻ループ，視空間スケッチパッド，中央実行系の3つのサブシステムから構成されている[9]．中央実行系は，注意を焦点化したり，切り替えたりすることによって，目的に関連する行動を選択する容量限界のある注意システムである．ワーキングメモリの容量の個人差は様々な認知機能の個人差と関連する．

高齢者の転倒・転落と認知機能との関連を調べた研究では，転倒とワーキングメモリとの関連が指摘されている．Lundin-Olssonら[10]は，"会話が始まると歩くことを止める"ことが高齢者の転倒・転落の予測因子となる可能性を示した．関連研究の系統的レビューからも，歩行と同時に課題を行う二重課題の成績の変化が高齢者の転倒・転落リスクの増加と関連することが確認されている[11]．

2）展望的記憶

日常生活では，過去に行ったことを思い出す記憶（回想的記憶）とともに，これから行う予定など未来の記憶（展望的記憶）も重要となる．展望的記憶は，ある時間経過をおいて事前に定められた行為を実行するという意図を実現するうえで重要な役割を担っている[12]．展望的記憶には，何か行うべき行為があるという意図の存在を想起することと，その内容が何であったかを想起することの2

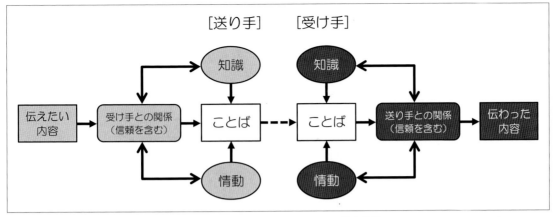

図 4. 言語コミュニケーションの基本構造

（文献 14 より引用改変）

つの要素がある．意図の想起や内容の想起に失敗すると，し忘れにつながるため，展望的記憶はヒトが主体的かつ計画的に日常生活を送るうえで欠かすことのできない機能（遂行機能）と言える．

ヒトの認知・行動に関する知識を
医療安全の実践・教育に活かすために

1．目に見えない対象を見える化する

　注意に関する教育を行うためには，目に見えない"注意"を可視化することが必要である．Kawahara[13]は，交通場面において同時に注意を向けるだろう範囲（注意範囲の認識）を可視化し，教育による注意範囲の認識の変化可能性について検討した．高校生，大学生，高齢者 262 名を対象に，注意の特性に関する講義を行い，その前後で注意範囲の描画を求めた結果，全年齢群において注意範囲をさらに広げる方向で認識が変化した．参加者は注意範囲を意図的に広げることで，潜在的なハザードの検出の失敗を防ぐことができると考えたことが予測されるが，この変化は必ずしも講師が意図した変化とは限らない．期待された教育効果を上げるためには，意図の伝え方など，講師が受講生とのコミュニケーションに気を配ることが重要となる．

2．なぜ説明が意図通りに相手に伝わらないのか？

　医療機関は，知識や経験にきわめて大きな違いのある医療者と患者やその家族がコミュニケーションをする場であるため，同じ言葉を使用していても各々が全く異なる意味として理解している可能性もある．同じような事態は，医療者同士のコミュニケーションにおいても生じている可能性があることも忘れてはならない．図 4 は言語コミュニケーションの基本構造を示した図である[14]．送り手（例えば医師）は，「伝えたい内容」を"ことば"として表現する．受け手（例えば患者）は，受け取った"ことば"を自らの知識を利用して解釈し，理解する．受け手の理解には，受け手側の情動や送り手に関する情報（送り手との関係）が影響する．送り手が発した何気ない"ことば"も，受け手側が送り手側に不信感を持っている場合には，ネガティブな情報として解釈され，送り手の意図通りには理解されないことも少なくない．また身振りや表情，声の調子などの非言語的メッセージも"ことば"の理解に影響を与えることがある．

　コミュニケーションのエラーを防ぐためには，「説明が意図通りに相手に伝わるとは限らない」ことを前提に"ことば"を選ぶことが大切である．意図通りに伝わったか否かを確認する場合は，復唱を求めるよりも，理解した内容を自分の言葉で説明してもらう方がより適切な方法であると考えられる．

おわりに

　本稿では，ヒューマンエラーの問題や医療安全について考えるため，我々の行動の基盤となる高

次脳機能の中でも特に注意と遂行機能に焦点を当て，ヒトの認知・行動の特性の理解を試みた．安全教育の効果を上げるには，教え込みを基本とする教育（ティーチング）とともに，受講者が自分自身の行動を振り返り，自分のどこが安全で，どこが危険なのかを自らが理解できる自己理解力を育成するための教育（コーチング）が必要となる．受講者がすでに持っている知識や技能，意識や態度を活かすことにより，「自分で考える力」の育成を促すコーチングでは，講師と受講者との間のコミュニケーションが重視される．「どうしてうまくいかなかったのだろうか」「どうすればよかったのだろうか」「なぜ今回はうまくいったのだろうか」といった形で自分自身の行動や認知を振り返ることは，自分自身の気づきを促し，自分の安全性を自ら考え，修正できる能力の育成につながる．

　このように自分を客観視し，俯瞰的に捉える能力はメタ認知と呼ばれている[15]．メタ認知は頭の中にいて，冷静で客観的な判断をしてくれるもう1人の自分のようなものであり，我々が意図した行為を実現するうえでも重要な役割を担っている．したがって，コーチングを用いるなど，安全教育においてメタ認知を鍛えるような工夫も必要となるであろう．現在進行中の自分の認知活動を意識化して認識することにより，自分自身の行動を監視・コントロールする能力は，安全の問題を考えるうえでも重要な能力の1つと言える．さらに自分の認知・行動の特性をチームメンバー間で共有し，活用することは，チームとして安全を高めるための有効な方法の1つになることが期待される．

文　献

1) 熊田孝恒ほか：加齢に伴う認知機能の変化とヒューマンエラー（第1回）：連載のねらいとイントロダクション．病院安全教育，**2**(5)：54-58，2015．
2) Rasmussen J：Skills, rules, and knowledge；signals, signs, and symbols, and other distinctions in human performance models. *IEEE Trans Syst Man Cybern*, SMC-**13**(3)：257-266, 1983.
3) Reason J：Human Error, Cambridge University Press, 1990.
　Summary　ヒューマンエラーについて学ぶ上での必読書．
4) Simons DJ, et al：Failure to detect changes to people during a real-world interaction. *Psychon Bull Rev*, **5**(4)：644-649, 1998.
5) Simons DJ, et al：Gorillas in our midst：Sustained inattentional blindness for dynamic events. *Perception*, **28**：1059-1074, 1999.
6) Greig PR, et al：Failure to perceive clinical events：An under-recognised source of error. *Resuscitation*, **85**(7)：952-956, 2014.
7) Levin DT, et al：Change blindness blindness：The metacognitive error of overestimating change detection ability. *Vis Cogn*, **7**(1-3)：397-412, 2000.
8) Miyake A, et al：The unity and diversity of executive functions and their contributions to complex "Frontal Lobe" tasks：A latent variable analysis. *Cogn Psychol*, **41**(1)：49-100, 2000.
9) Baddeley A：The episodic buffer：A new component of working memory?. *Trends Cogn Sci*, **4**(11)：417-423, 2000.
10) Lundin-Olsson L, et al："Stops walking when talking" as a predictor of falls in elderly people. *Lancet*, **349**：617, 1997.
　Summary　転倒・転落と認知機能との関連を示した研究論文であり，歩きながら話続けることができない高齢者の転倒リスクが高いことを明らかにした．
11) Beauchet O, et al：Stops walking when talking：A predictor of falls in older adults. *Eur J Neurol*, **16**：786-795, 2009.
12) Kliegel M, et al：Prospective memory research：Why is it relevant?. *Int J Psychol*, **38**(4)：193-194, 2003.
13) Kawahara J：Measuring the spatial distribution of the metaattentional spotlight. *Conscious Cogn*, **19**(1)：107-124, 2010.
14) 石松一真ほか：脳科学・認知心理学から高齢者とのコミュニケーションの問題を考える（連載第4回）：説明は必ずしも意図通りに伝わるとは限らない〜医療従事者と患者・家族のコミュニケーションとしてのインフォームド・コンセント．病院安全教育，**4**(2)：41-48，2016．
15) Dunlosky J, Metcalfe J, 湯川良三ほか訳：メタ認知基礎と応用，北大路書房，2010．

第 29 回日本摂食嚥下リハビリテーション学会学術大会

H　P：https://www.mediproduce.com/jsdr29/
会　期：2023 年 9 月 2 日（土），3 日（日）
会　場：パシフィコ横浜ノース
　　　　〒 220-0012　神奈川県横浜市西区みなとみら
　　　　い 1-1-1
　　　　https://www.pacifico.co.jp/visitor/floorguide/
　　　　tabid/679/Default.aspx
開催方式：現地開催　ならびに　オンデマンド配信（た
　　　　だし，全講演ではございません.）
　　　　※一部 LIVE 配信もございます.
テーマ：摂食嚥下リハビリテーションと多様性
会　長：芳賀　信彦（はが　のぶひこ）
　　　　東京大学大学院医学系研究科　リハビリテー
　　　　ション医学分野　前教授
　　　　国立障害者リハビリテーションセンター　自立
　　　　支援局長

一般演題募集期間　WEB サイトをご覧ください.
https://www.mediproduce.com/jsdr29/contents/endai.
html

一般演題募集ページ

学術大会　運営事務局：
第 29 回日本摂食嚥下リハビリテーション学会 学術大会
運営事務局　担当：奥村 玲・高橋 滉太・小池 えり子・
久保田 恵里
29jsdr@mediproduce.com
150-6090　東京都渋谷区恵比寿 4-20-4
恵比寿ガーデンプレイス グラススクエア PORTAL
POINT Ebisu #B5
Phone：03-6456-4018（平日 10：00～18：00）
FAX：03-6456-4025

第 39 回日本義肢装具学会学術大会

会　期：令和 5 年 10 月 28 日（土）～10 月 29 日（日）
大会長：花山耕三（川崎医科大学リハビリテーション医
　　　　学　教授）
会　場：岡山コンベンションセンター他（予定）
テーマ：多職種が関わる義肢・装具
一般演題募集期間：
　第　一　次：2023 年 3 月 2 日（木）～5 月 11 日（木）14：00
　　　　　【募集中】
　　　　（第一次で演題名と簡単な要旨をご登録く
　　　　ださい。第二次で抄録をご登録いただきま
　　　　す。第二次演題募集は 2023 年 6 月 1 日
　　　　（木）～7 月 13 日（木）予定です。）
問い合わせ：第 39 回日本義肢装具学会学術大会　運営
　　　　事務局
　　　　株式会社 JTB コミュニケーションデザイン
　　　　事業共創部　コンベンション第二事業局内
　　　　〒 541-0056　大阪市中央区久太郎町 2-1-25
　　　　　　　　　　JTB ビル 8F
E-mail：jspo_39@jtbcom.co.jp
詳細は学術大会ホームページをご覧ください。
https://convention.jtbcom.co.jp/jspo39/

第 50 回日本股関節学会学術集会

会　期：2023 年 10 月 27 日（金）～28 日（土）
会　場：ヒルトン福岡シーホーク
会　長：中島康晴（九州大学大学院医学研究院 整形外科
　　　　学教室 教授）
テーマ：股関節道　Spirit of Hip Surgeon
演題募集：下記の日程で演題募集を行っております。
　　　　奮ってご応募ください。
期　間：2023 年 4 月 5 日（水）～5 月 25 日（木）正午
発表形式：＊詳細は HP をご確認ください
　　＜リハビリテーション部門＞
　　　・シンポジウム「股関節機能障害に運動療法で挑む」
　　　・一般演題（口演，ポスター）
　　ホームページ：https://www.congre.co.jp/hip50/
　　index.html
運営事務局：株式会社コングレ九州支社
　　　　〒 810-0001　福岡市中央区天神 1-9-17-11F
　　　　E-mail：hip50@congre.co.jp
　　　　TEL：092-716-7116

FAX による注文・住所変更届け

改定：2015 年 1 月

　毎度ご購読いただきましてありがとうございます．

　読者の皆様方に小社の本をより確実にお届けさせていただくために，FAX でのご注文・住所変更届けを受けつけております．この機会に是非ご利用ください．

◎ご利用方法

　FAX 専用注文書・住所変更届けは，そのまま切り離して FAX 用紙としてご利用ください．また，注文の場合手続き終了後，ご購入商品と郵便振替用紙を同封してお送りいたします．**代金が 5,000 円をこえる場合，代金引換便とさせて頂きます**．その他，申し込み・変更届けの方法は電話，郵便はがきも同様です．

◎代金引換について

　本の代金が 5,000 円をこえる場合，代金引換とさせて頂きます．配達員が商品をお届けした際に，現金またはクレジットカード・デビットカードにて代金を配達員にお支払い下さい(本の代金＋消費税＋送料)．(※年間定期購読と同時に 5,000 円をこえるご注文を頂いた場合は代金引換とはなりません．郵便振替用紙を同封して発送いたします．代金後払いという形になります．送料は定期購読を含むご注文の場合は頂きません)

◎年間定期購読のお申し込みについて

　年間定期購読は，1 年分を前金で頂いておりますため，代金引換とはなりません．郵便振替用紙を本と同封または別送いたします．送料無料，また何月号からでもお申込み頂けます．

　毎年末，次年度定期購読のご案内をお送りいたしますので，定期購読更新のお手間が非常に少なく済みます．

◎住所変更届けについて

　年間購読をお申し込みされております方は，その期間中お届け先が変更します際，必ずご連絡下さいますようよろしくお願い致します．

◎取消，変更について

　取消，変更につきましては，お早めに FAX，お電話でお知らせ下さい．

　返品は，原則として受けつけておりませんが，返品の場合の郵送料はお客様負担とさせていただきます．その際は必ず小社へご連絡ください．

◎ご送本について

　ご送本につきましては，ご注文がありましてから約 1 週間前後とみていただきたいと思います．お急ぎの方は，ご注文の際にその旨をご記入ください．至急送らせていただきます．2〜3 日でお手元に届くように手配いたします．

◎個人情報の利用目的

　お客様から収集させていただいた個人情報，ご注文情報は本サービスを提供する目的(本の発送，ご注文内容の確認，問い合わせに対しての回答等)以外には利用することはございません．

　その他，ご不明な点は小社までご連絡ください．

株式会社 全日本病院出版会

〒 113-0033 東京都文京区本郷 3-16-4-7 F
電話 03(5689)5989　FAX03(5689)8030　郵便振替口座 00160-9-58753

FAX 専用注文書

ご購入される書籍・雑誌名に○印と冊数をご記入ください

5,000 円以上代金引換

○	書 籍 名	定価	冊数
	健康・医療・福祉のための睡眠検定ハンドブック up to date	¥4,950	
	輝生会がおくる！リハビリテーションチーム研修テキスト	¥3,850	
	ポケット判　主訴から引く足のプライマリケアマニュアル	¥6,380	
	まず知っておきたい！がん治療のお金，医療サービス事典	¥2,200	
	カラーアトラス　爪の診療実践ガイド　改訂第2版	¥7,920	
	明日の足診療シリーズⅠ足の変性疾患・後天性変形の診かた	¥9,350	
	運動器臨床解剖学—チーム秋田の「メゾ解剖学」基本講座—	¥5,940	
	ストレスチェック時代の睡眠・生活リズム改善実践マニュアル	¥3,630	
	超実践！がん患者に必要な口腔ケア	¥4,290	
	足関節ねんざ症候群—足くびのねんざを正しく理解する書—	¥5,500	
	読めばわかる！臨床不眠治療—睡眠専門医が伝授する不眠の知識—	¥3,300	
	骨折治療基本手技アトラス—押さえておきたい10のプロジェクト—	¥16,500	
	足育学　外来でみるフットケア・フットヘルスウェア	¥7,700	
	四季を楽しむビジュアル嚥下食レシピ	¥3,960	
	病院と在宅をつなぐ 脳神経内科の摂食嚥下障害—病態理解と専門職の視点—	¥4,950	
	睡眠からみた認知症診療ハンドブック—早期診断と多角的治療アプローチ—	¥3,850	
	肘実践講座　よくわかる野球肘　肘の内側部障害—病態と対応—	¥9,350	
	医療・看護・介護で役立つ嚥下治療エッセンスノート	¥3,630	
	こどものスポーツ外来—親もナットク！このケア・この説明—	¥7,040	
	野球ヒジ診療ハンドブック—肘の診断から治療，検診まで—	¥3,960	
	見逃さない！骨・軟部腫瘍外科画像アトラス	¥6,600	
	肘実践講座　よくわかる野球肘　離断性骨軟骨炎	¥8,250	
	これでわかる！スポーツ損傷超音波診断 肩・肘+α	¥5,060	
	達人が教える外傷骨折治療	¥8,800	
	ここが聞きたい！スポーツ診療 Q & A	¥6,050	
	訪問で行う 摂食・嚥下リハビリテーションのチームアプローチ	¥4,180	

バックナンバー申込（※ 特集タイトルはバックナンバー 一覧をご参照ください）

❀メディカルリハビリテーション(No)

No＿＿＿＿　　No＿＿＿＿　　No＿＿＿＿　　No＿＿＿＿　　No＿＿＿＿

No＿＿＿＿　　No＿＿＿＿　　No＿＿＿＿　　No＿＿＿＿　　No＿＿＿＿

※オルソペディクス(Vol/No)

Vol/No＿＿＿　Vol/No＿＿＿　Vol/No＿＿＿　Vol/No＿＿＿　Vol/No＿＿＿

年間定期購読申込

❀メディカルリハビリテーション　　　　　No.　　　　　　から

※オルソペディクス　　　　　Vol.　　　No.　　　から

TEL：　　（　　　）	FAX：　　（　　　）

ご住所	〒		
フリガナ			診療科目
お名前		要捺印	

FAX 03-5689-8030 全日本病院出版会行

全日本病院出版会行
FAX 03-5689-8030

年　月　日

住 所 変 更 届 け

お 名 前	フリガナ	
お客様番号		毎回お送りしています封筒のお名前の右上に印字されております8ケタの番号をご記入下さい。
新お届け先	〒　　　　　都 道 　　　　　　府 県	
新電話番号	（　　　　）	
変更日付	年　　月　　日より	月号より
旧お届け先	〒	

※ 年間購読を注文されております雑誌・書籍名に✓を付けて下さい。

- ☐ Monthly Book Orthopaedics（月刊誌）
- ☐ Monthly Book Derma.（月刊誌）
- ☐ Monthly Book Medical Rehabilitation（月刊誌）
- ☐ Monthly Book ENTONI（月刊誌）
- ☐ PEPARS（月刊誌）
- ☐ Monthly Book OCULISTA（月刊誌）

FAX 03-5689-8030

全日本病院出版会行

MEDICAL REHABILITATION

■■■ バックナンバー一覧

各号定価 2,750 円(本体 2,500 円＋税)．（増刊・増大号を除く）
在庫僅少品もございます．品切の場合はご容赦ください．
（2023 年 4 月現在）

掲載されていないバックナンバーにつきまし
ては，弊社ホームページ（www.zenniti.com）
をご覧下さい．

```
┌─────────────────────────────────┐
│         2023 年 年間購読 受付中！          │
│   年間購読料 40,150 円(消費税込)(送料弊社負担)    │
│  (通常号 11 冊＋増大号 1 冊＋増刊号 1 冊：合計 13 冊)  │
└─────────────────────────────────┘
```

click

```
┌──────────────┬────────┐
│  全日本病院出版会    │  検 索 │
└──────────────┴────────┘
```

編集主幹：宮野佐年　医療法人財団健貢会総合東京病院
　　　　　　　　　　リハビリテーション科センター長
　　　　　水間正澄　医療法人社団輝生会理事長
　　　　　　　　　　昭和大学名誉教授

No.287　編集企画：
橋本圭司　昭和大学准教授

Monthly Book Medical Rehabilitation　No.287

2023 年 5 月 15 日発行（毎月 1 回 15 日発行）
定価は表紙に表示してあります．
Printed in Japan

発行者　　末　定　広　光
発行所　　株式会社　全日本病院出版会
〒 113-0033 東京都文京区本郷 3 丁目 16 番 4 号 7 階
　　　　　電話（03）5689-5989　Fax（03）5689-8030
　　　　　郵便振替口座 00160-9-58753

印刷・製本　三報社印刷株式会社　　　電話（03）3637-0005
広告取扱店　株式会社文京メディカル　電話（03）3817-8036